SHODENSHA
SHINSHO

気がついたら自律神経が整う「期待しない」健康法

小林弘幸

祥伝社新書

はじめに

期待しない——それだけで心と体は整っていく

期待をしなければ、健康になれる。
期待をしなければ、幸せを感じやすくなる。
突然そう聞いても「?」と頭に疑問が浮かぶ人のほうが多いかもしれません。

しかし、「期待しない」という心の習慣をつけることは、私たちの健康と幸せに大いに影響があるのです。

私は自律神経を30年以上にわたって研究してきた医師として、現在も大学病院で総合的な健康管理の指導を行なっています。自律神経と感情の関係性を研究してわかったことの一つに、人は期待をすると自律神経のバランスが大きく乱れ、健康や人間関係にまでマイナスの影響を及ぼすという事実があります。

「あなたに期待している」と他人に言われると、多くの人は認められたような嬉しさを感じるのではないでしょうか。その言葉を発した側も、ポジティブな励《はげ》ましの意味で使っているのでしょう。

では、「あなたに期待していたのに」と言われた場合は？

プラスがゼロの評価になるよりもっと悪い、プラスから一気にマイナスにまで落ちたように感じて、ショックを覚えてしまうはずです。

この振れ幅の大きさが、血液の質や流れ、ひいては脳から末梢《まっしょう》血管《けっかん》まで体全体に悪影響を与えてしまうのです。

私たちはなぜ期待してしまうのか

そもそも、私たちはなぜ「期待」をしてしまうのでしょう。

他人に、自分に、世間に、未来に。期待をすることで、本当は何を求めているのでしょうか。

「親の期待がプレッシャーだ」「好きな人にはこうあってほしいと期待してしまう」

こうした悩みに一喜一憂《いっきいちゆう》してしまうのは、人格形成のまっただなかにいる多感な10代であれば普通のことです。

しかし、本書のテーマが気にかかり、手に取ってくださった方のほとんどは「悩み多き大人」の皆さんではないでしょうか。

人間関係の悩み、仕事のプレッシャー、いくつになっても拭《ぬぐ》えない自己肯定感の低さや子育て、介護、老後への不安など、悩みの種は尽きません。さらに、女性であれば30代半ばを過ぎるとホルモンバランスが乱れやすくなるため、慢性的な不調が続くケースも見受けられます。

であるならば、そろそろ「期待しない」ことで自分の心と体を守る術《すべ》を身につけてよい人生のステージに入っている頃合いでしょう。

もう、何かや誰かに期待することはやめましょう。

そうすることで、今よりもっと楽に呼吸がしやすくなるはずです。

他人の評価に振り回されて健康を害することなく、自分の心と体のコンディションを健《すこ》やかに保てるようになるでしょう。頭のはたらきがクリアになれば、仕事のパフォーマンスもおのずと上がるはずです。

今すぐできる自律神経を体感する方法

とはいえ、そう言われてもすぐには実感が持てませんよね。

そこで一つ、自律神経、つまり私たちの体が心に及ぼす影響をすぐに実感できる簡単なアクションを教えましょう。

にっこり笑ってみてください。

作り笑いでも構いません。

どうでしょうか。

自然に鼻から息がスッと吐き出せて、肩の力がふっと抜けた感覚があったはずです。これは口角をキュッと上げることで、顔の筋肉の緊張がほぐれ、首の動脈にある圧受容体《あつじゆようたい》というセンサーから「血管を広げて副交感神経を上げるように」という指令が送られるからです。

副交感神経のはたらきが活発になると、全身がリラックスできるだけでなく、集中力や冷静さも発揮できるようになります。


このように、私たちは表情ひとつで変わる交感神経と副交感神経という2種類の自律神経のはたらきを、高めたり低めたりしながら日々生きています。


本書では「期待しない」というキーワードを軸に、外からは見えなくとも重要なはたらきをする自律神経と、これらが血液や腸内環境、人間関係に及ぼす影響についてお話ししていきたいと思います。

予備知識は一切必要ありません。紹介しているテクニックも、老若男女の誰もが今日からすぐに実践できる簡単なものばかりです。

「自律神経ってよく聞くけど何？」

「他人に期待して何が悪いの？」

そんな疑問や反発を持っている人にこそ、きっと深く心に響く内容になっていると確信しています。

期待しないことで、なぜ心と体が整えられるのか？

ここからゆっくり解き明かしていきますので、ぜひご自身の身に当てはめながら、一緒に探求していきましょう。

２０２２年３月

小林弘幸

目次――気がついたら自律神経が整う「期待しない」健康法

第1章 なぜ「期待」してしまうのか？

第2章　期待による「自律神経」の乱れ

第3章 「呼吸」から変える

第4章 期待しない「習慣」

第5章 「仕事」の中で整える

構成　阿部花恵
ＤＴＰ　アルファヴィル・デザイン

第1章

なぜ「期待」してしまうのか？

ストレスの9割は「期待」する心から生まれている

いい人だと思われたい。
友人に羨《うらや》ましがられたい。
恋人や家族に褒《ほ》められたい。
有能な人材だと上司や会社に評価されたい。
SNSの投稿にもっと「いいね！」がついてほしい。

こうした「〜したい」「〜してほしい」という気持ちをバネに変えて、逆境を乗り越えてきた人は多いかもしれません。

人生のある一時期、とくにフットワークが軽い10〜30代においては、欲望を健全なエネルギーに変えて前進していけるステージが確かにあります。その過程で傷つくことがあっても、回復力は比較的早く、無理をした分だけ手に入れたものも少なくなかったはずです。

しかし、このやり方はいつまでも続きません。この方法でずっと頑張り続けられるエネルギッシュな人もいるかもしれません。けれども、ほとんどの人は年齢を重ねるほどに、これらの欲求がもたらすマイナス面が格段に大きくなり、振り回されてしまう傾向にあります。

一体、なぜでしょうか。

それは「いつまでも期待している」からに他なりません。

言い方を変えると、評価軸や価値基準が自分の「外」にしかないため、翻弄《ほんろう》され続けている状態なのです。

「よく思われたい」「褒められたい」「認められたい」――。

これらはすべて他人の目線に期待することで生まれる執着心です。

執着心は、嫉妬《しっと》・焦《あせ》り・苛立《いらだ》ち・不安・怒り・恐れなどのあらゆるネガティブな感情を生み出す源泉でもあります。「認められたいのに、認められない」という執着をずっと抱え続けると、執着心はストレスになり、自律神経のバランスにも大きな悪影響を与えてしまいます。

私たちが日常で抱えるストレスのおよそ9割は、「期待してしまう心」から生まれています。

これが自律神経に関する研究を30年以上にわたり続けてきた私の見解です。

肉体的ストレスと精神的ストレス、つらいのはどっち？

健康とは、たんに「病気ではない状態」ではありません。

心と体は、あなたが思っている以上に密接につながっています。

呼吸、血流、内臓が良好にはたらき、一定のコンディションが体内で保たれると、感情の波も安定し、メンタルも自然と整えられます。この安定した状態が本当の意味での「健康な心と体」といえるでしょう。

自律神経は簡単に言うと、これらの生命活動をコントロールする神経です。

詳しくは第2章で解説しますが、自律神経は「交感神経」と「副交感神経」の二つから成り、これらのバランスによってはたらきが決まります。

自律神経の調子がよく、交感神経と副交感神経のバランスが安定していると、快眠・快便、肩こりや冷えの改善、免疫力アップ、うつなどの不安・不快気分の解消など、さまざまな健康上のメリットが得られます。

ところが、人間関係の不安や焦りによってストレスがたまると、途端に自律神経のバランスは崩れてしまいます。

じつは、ストレスとは物理学に由来する用語で、外部からのさまざまな刺激によって心身に負荷がかかり、歪《ゆが》みが生じる状態を表します。

では肉体的ストレスと精神的ストレスを比べたとき、より心身を疲れさせてしまうのはどちらでしょう？

答えは精神的ストレスです。

肉体への負荷は、場数を踏むほどに「慣れ」が生まれます。

過去の自分を思い返してみてください。「最初は無理だと思っていた早起きが普通にできるようになった」「最初は1キロ走るだけでバテていたのに、今は5キロでも余裕」といった経験は誰しもあるのではないでしょうか。体への負荷は継続することで体が順応するため、ストレスの度合いは徐々に減っていくのです。

これに対して、精神的ストレスにはなかなか「慣れ」が生じません。何かにつけて嫌みを言ってくる取引先の相手、パワハラ気味の上司、プレッシャーをかけてくる親。こうした相手と接触するシーンが増えると、ストレスの度合いは減るどころかますます高まっていきます。

「今日は疲れた――」と帰宅後にぐったりしてしまった日の自分を思い返してみてください。その疲れや落ち込みの原因は、失敗や恥をかいてしまったことや、周囲の人からの嫌み、プレッシャーが多いのではないでしょうか。

また、自分の頑張りが報われない虚《むな》しさや、周囲に理解をしてもらえないことなど、肉体的ストレスよりも精神的ストレスによるダメージの場合が圧倒的に多いはずです。

働き方改革やリモートワークでストレスは減らない

こうした精神的ストレスが日々蓄積されていくと、自律神経のバランスが乱れ、心身にさまざまな不調を招きます。交感神経、副交感神経のはたらきが揃って低くなり、エネルギーが湧《わ》き起こってこないため、常に体調が悪い状況が続くでしょう。自律神経が乱れると感情だけでなく、体の内側もざわついてしまいます。

だるさ、イライラ、焦り、疲れやすさなどによって注意力が散漫になるため、仕事や勉強のパフォーマンスも格段に落ちます。いいアイデアや合理的な解決策について考えようとしても、なかなか頭がはたらきません。

そんな状況でまず何よりも先にすべきことは、「期待」を捨てることです。

「認められたいのに、認められない」

「会社にもっとしっかり貢献しなきゃいけない」

「期待に応えて求められる役割を果たさなければ」

そんな風に他人にどう見られるか、どう評価されるかばかりに気を取られていると、いつまでたっても期待を手放せません。期待とは他人への執着です。「どうしても諦めきれない」という執着は鬱屈《うっくつ》を呼び、放っておけば怒りや恨《うら》みの連鎖を引き起こすでしょう。

それは、「働き方改革」だけでは、ストレスが減らないことを意味します。

新型コロナウイルスの影響を受けて、日本では国を挙げての働き方改革が加速しています。長時間労働の解消、デジタル化による業務の効率化、個々の事情を踏まえたリモートワークの推進などはいずれも重要な課題です。

しかし、こうした働き方改革が実現してゆとりある労働環境に変われば、ストレスは減るものでしょうか?

残念ながらそれはありえません。繰り返しますが、労働環境を見直し、働き方を改善していく努力はもちろん大切なことです。リモートワークによって通勤のストレスから解放されたと感じている人も多いでしょう。しかし、対面からリモートにコミュニケーションの方法は変わっても、人と人が関わり合い、コミュニケーションを取りながら進めていく形が仕事の本流であることは変わりません。

人間関係がついてまわる限り、ストレスは決してゼロにはならないでしょう。仕事を離れてもそれは同じです。恋愛や友人との関係性、親との確執《かくしつ》、家族の問題など、プライベートのさまざまな人間関係における摩擦《まさつ》や行き違い、悩みは尽きません。

そして、こうした人間関係の悩みのほとんどは「期待」から生まれているのです。

上司や部下に期待してしまう心理

では、仕事における人間関係では、具体的にどのような「期待」が生じやすいのでしょうか。

わかりやすいのは「上」への期待です。

「上司が正当に評価してくれない」「今の部署では自分の強みを活《い》かせない」「リーダーから適切なアドバイスがもらえない」「立場は相手が上でも人間として尊敬できない」「無能な上司にイライラする」——。

業界や職種の区別なく、こうした不満や不安を抱えるビジネスパーソンは少なくないでしょう。一方、部下や後輩への期待の場合はどうでしょうか。

「仕事へのやる気が感じられない」「せっかくアドバイスをしたのに従わないのはなぜか」「自分で考えずにすぐに質問してくる」「自分が新入社員のときはもっと頑張った」——。

ベクトルは反対ですが、これらの不満の根源にあるのは、「理想像への期待」に他なりません。

「上司はこうあるべきだ」「部下にはこうなってほしい」という、あなたが一方的につくり上げた理想像がそこにあり、思い通りにならないことに執着しているのです。

友人、恋人やパートナー、親子や家族の関係性においても同じような心理に陥《おちい》っている人が多いのではないでしょうか。

「こんな人だと思わなかった」「普通はこうでしょう?」「私にはその価値観、理解できない」「せっかくここまで育てたのに」など、ケンカでよく聞くこうした言葉もまた、期待値が高いからこそ口をついて出てきます。

期待を捨てるのは相手を理解する第一歩

思うようにならない相手や状況に、気持ちを持っていかれて執着してしまう。

そんなとき、もっとも有効な解決策は「期待しない」ことです。

期待という執着の塊《かたまり》を手放し、諦める。

それができるようになると、人生はぐっと楽になります。

よい意味でも悪い意味でも、私たちは何かに執着して生きています。

進路、就職先、友人に求めるもの、結婚相手へ望む条件、住む家や町、生活レベルなど、対象は人それぞれで違っても、「ここは絶対に譲《ゆず》れない」というこだわりが誰しも一つや二つはあるはずです。

そうしたこだわりは、「美意識」や「価値観」という言葉で表すこともできるでしょう。

ただし、それ自体は決して悪いことではありません。夢や自分なりのこだわりを突き詰め、努力を続けることで、成長できる側面も大きいでしょう。しかし、自分とは違う人間である他者に、期待という〝思い込み〟を押し付けることは、明らかにマイナスしか生みません。一方的に思い描いていた理想像はスパッと捨てて、目の前の相手にフラットに向き合ってみてください。

あなたがイライラや怒り、失望を感じている目の前のその人は、あなたとはまったく違う人間です。あなたとは異なるバックグラウンドや経験があり、ものの見方や考え方、成長ペース、人生における優先順位もまったく違います。

他者に期待しないことは、その人を本当の意味で理解するための最初の一歩にもなるのです。

「過去の自分」と今の自分を比べない

もう一つ、過剰に期待してはいけない相手がいます。

それは「自分自身」です。

「プレゼンで絶対にうまくいくはずだったのに、なぜこんな結果に」と絶望してしまうのは、自分への期待値が無駄に高すぎたからです。

「20代の自分ならこんなこと簡単だったのに」と落ち込んでしまうのは、無意識のうちに「過去の自分」を基準値として設定しているからです。

あなたが向き合うべきは、都合よく思い描いた理想像でも過去の幻影でもなく、今の自分自身です。だからこそ、変えるべきは自分の気持ちです。

理想や目標を掲げるのは無駄である、と言いたいのではありません。理想の自分、過去の自分ではなく、今の自分を素直に見つめる目を養いましょう。

「精一杯やったが、これが今の自分の実力なのだな」

「昔は簡単だったけど、今の自分には同じやり方では無理なようだ」

そんな風に粛々《しゅくしゅく》と現実を受け止めることができれば、「では、どうすべきだろうか」と次の打つ手が見えてくるはずです。

20代と40代では、同じ人間でも体力、気力、経験値、普段の健康状態の「基準」が大きく異なります。加齢とともに基準値も変わっていくことが自然なのです。

心を余計に乱すことなく、そのときどきでベストを尽くしていくこと。

そのためには、自分自身の「基準」が今どこにあるかを常に点検しながら、加齢による変化も柔軟に受け止めていきましょう。

言葉は2割伝われば十分

努力家で真面目な人、これまで困難を自分の力で乗り越えてきた人ほど、じつは他者への期待値も高い傾向があります。背景にあるのは、「自分はこんなに頑張ってきたのに、なぜこの人は努力しないんだ」という心理です。

また、飲み込みが早く要領がいい人ほど、不器用な同僚や部下に対して「なぜ一度で理解できないのか」「同じことを何度も聞いてくるのか」と考えてしまうのではないでしょうか。

経験が浅いままチームリーダーになった優秀な若手社員が、「自分は今抱えているプロジェクトに最大限の情熱を燃やして頑張っている。それなのに部下たちは自分ほどの熱量で動いてくれないのがもどかしい」と悩んでいるケースを見聞きしたこともあります。

ここでご紹介した事例はすべて、一方的に他者に期待し、一方的に失望している身勝手な状態です。「期待」というフィルターを通して相手をジャッジしているだけといってもいいでしょう。

このような前提に立った上で、私はコミュニケーションにおいて大切なのは、「言葉は内容の2割が伝われば十分」というスタンスだと考えています。

自分が発した言葉を、相手が100パーセント理解してくれることは、実際のところほぼありません。誤解や思い込み、理解不足など、コミュニケーションの過程ではさまざまな要因が絡《から》み合います。そうした要因を最初から差し引いた上で、「まずは言った内容の2割も伝われば上出来だ」と考えるクセをつけていきましょう。

そうすることで、相手への期待値は自然と下がりますし、同じことを何度聞かれても答え方に余裕が生まれます。心に余裕ができると、自律神経が整えられ、体の不調も上向きに改善されていきます。

他人の性格はコントロールできません。立場や権力を使って一時的に言うことを聞かせても、本当の意味で他人を変えることは不可能です。

しかし、自分のことであればどのようにも変えられます。

ものの見方、捉《とら》え方、考え方のクセは、今日からでも意識していけばすぐに変えられるはずです。そのための出発点として、まずはコミュニケーションで、「言葉は2割伝われば十分」と考えるクセをつけましょう。

長く働く人生の準備を今から始めよう

ストレスの9割は人間関係です。

そして人間関係をスムーズにする鍵は「期待しない」こと。

期待しない習慣を身につけると、自律神経が整い、心身のコンディションも安定するのです。

人生100年時代といわれるようになった今、老後＝余生という概念は変わり、多くの人が70～80代になっても「働き続ける」社会に突入しつつあります。

「老後もずっと働くなんて」とうんざりする人もいるでしょう。

しかし、見方を変えると長く働き続けることにはプラスの面も大いにあります。

一つは、収入が得られること。公的年金だけで悠々自適な老後が送れる人はごくわずかです。しかし、公的年金プラスアルファの収入があれば、生活と心にわずかでもゆとりが生まれるはずです。

もう一つは、健康を維持しやすくなることです。仕事は生活にリズムとメリハリを与えてくれます。やりがいや充実感によって心のハリを維持できます。また、外に出る仕事であれば、足腰の筋力の衰えを防ぐことにもなるでしょう。

さらに、仕事を通じてのコミュニケーションが脳に新しい刺激を与えてくれるため、認知症になるリスクも低下します。

実際に、65歳以上の就業率が高い地域ほど、一人あたりの医療・介護費が低くなることも内閣府の調査で明らかになっています。これは、高齢者の就業率と健康寿命・平均寿命の延伸《えんしん》に相関関係があるということを意味しています。つまり、仕事を続けることで心身が活性化され、自律神経のバランスも保たれているわけです。働き続けることは、健康の維持にダイレクトにつながっているのです。

だからこそ、自律神経を整えてストレスをためない働き方を今から身につけておきましょう。仕事への向き合い方や方法論は、定年後にいきなり始めようと思ってもできることではありません。30～50代の現役時代のうちに「期待しない」を起点にした働き方を身につけていきましょう。

苦手な上司とストレスなく向き合う方法

職場における人間関係で、もっとも悩みが生じやすいのは「上司」「部下」との間柄でしょう。

とりわけ「上司への不満」は社会人の愚痴《ぐち》の定番です。

わがまま、厳しい、威圧的、理不尽、気分屋、考え方が古い、パワハラな言動が多い、頼りにならない、自慢が多い、尊敬できない、体育会系のノリについていけない、そもそも上司なのに仕事ができない――など、さまざまな悩みがあるでしょう。

もしも今、あなたがそうした悩みを実際に抱えているならば不運ではなくむしろ「ラッキー」だと思ってください。

なぜなら上司が頼りにならない人間であるほど、社会人として成長できるチャンスだからです。

この上司では頼りにならないと感じたら、自分の頭で考え、判断していくしかありません。目の前の仕事を「与えられたもの」ではなく「自分ごと」として捉えられるようになれば、自然と責任感も育ちます。また、「期待しない」スタンスで接することで、心理的な距離も適切に取れるようになります。目の前の上司=会社のすべてではない、と思えるようになれば、視野が広がり、平常心を保ちやすくなります。

仕事がデキる人は上司に求めない

そもそも仕事ができる人の多くは、上司に期待しません。上司と自分、それぞれの職分を見極め、しっかりと線を引いて期待しないスタンスで接しているからこそ、自分のペースで安定したパフォーマンスを発揮できるのです。

そして、期待していないからこそ、その上司がしてくれることや助けになることに対しては素直に「ありがたい」という感謝が芽生えやすくなります。

また、有能な上司に当たれば自分も有能になれるわけではありません。仕事ができて頼りがいがある上司のもとでは、人は「何かトラブルがあっても上司がなんとかしてくれるはずだ」という甘えが生じます。甘えもまた、形を変えた期待です。その状態が続いたままでは、いくら年数を重ねても仕事の責任感は身につかないでしょう。

上司の性質や相性とは関係なく、「上司に認められたいが、認められない」と悩んでいる人もいるかもしれません。その場合は、「認められたい」という自分の中にある期待をまず捨てることから始めましょう。「認められたい」「優秀だと思われたい」という発想はスパッと手放して、自身のコンディションを整え、淡々と仕事をすることに意識を切り替えます。そうすることで、「この分野で認められないなら、他の分野で頑張ってみよう」と意識が外に向き、視界が開けていきます。

「認めてほしい」という執着を手放し、平常心を徐々に取り戻すことができれば、パフォーマンスも必ず高まっていきます。

「認められたいのに認めてもらえない」と悩んでいるときに気をつけたいのは、「この上司に認められないから自分はダメな人間だ」という発想に陥ることです。

他者からの評価は曖昧《あいまい》なものであり、今の上司が評価しているのはあなたという人間のごく一部分にすぎません。評価対象になっているその一部ですらも、上司や部署、仕事内容が変われば、たやすく変わります。たまたま巡り合っただけの人や案件の判断だけで、自分の価値を決めつけるべきではありません。

部下への期待値は常に低めに設定

では、上司、リーダー、マネージャーと呼ばれる人たちが、部下や後輩と付き合う場合においてはどうでしょう。

上司を選べないのと同様に、部下も選ぶことはできません。だからこそ、部下との付き合いで大切なのは、やはり「期待しない」をベースに接することです。

「うちのチームは使えない部下ばかりで、いつまで経っても仕事が任せられない」と嘆《なげ》いているのならば、まず部下への期待値を下げることから始めましょう。部下を「使えない」「能力が低い」と勝手に判断してしまうのは、あなたの中の部下への期待値が高すぎるからです。

自分の新人時代を思い出してみてください。上司から「○○さん、ちょっと」と名前を呼ばれただけで「何かミスでもあったのでは?」とドキドキしませんでしたか。上司と部下のパワーバランスは対等ではありません。上司は普通に部下に話しかけているつもりでも、ほとんどの部下は常にうっすらとした緊張感を持って上司と向きあっています。

だからこそ、上の立場の人間は、相手に余計なストレスを与えない「言い方」を日頃から意識することが大切です。

部下へは200パーセントの説明を意識する

具体的には、部下と話すときにはゆっくりと丁寧な言い方を常に心がけましょう。一方的な早口でまくしたてたり、プレッシャーを与える高圧的な態度を取ったりすることは、部下の自律神経を乱してチーム全体のパフォーマンスを下げる結果にしかなりません。

何かを説明する際も同じです。あなたの目の前にいるのは、「1を聞いて10を知る」ような逸材ではないはずです。何かを教えることには時間と労力のコストがかかりますが、それこそが組織における上司が果たすべき役割といえるでしょう。

そして、部下に何かを教えるときには、

「200パーセントの説明を尽くして初めて伝わる」

という前提に立ってください。

普段のコミュニケーションでは、「言葉は内容の2割が伝われば十分」という考え方が有効ですが、仕事ではしっかりと正確に伝えなければならない局面が多々あります。

このとき、「説明してもわかってくれないのは部下の理解力が低いから」と考えるのは間違いです。「相手が理解しない」のではなく、「自分の説明が不十分だ」と考え直し、言葉を尽くして200パーセントの丁寧な説明を心がけましょう。

仕事における自律神経のバランスの取り方については、第5章でも詳しく解説していきます。

「誰も信用しない」スタンスは優しさと覚悟の証

期待と近い言葉に「信用（信頼）」があります。信用を得ること、信頼して任せることは、仕事を進めていく上で大切なことです。しかし、「信用」は両刃《もろは》の剣《つるぎ》でもあります。

私がロンドンに留学していた頃の話です。

ロンドン大学付属英国王立小児病院外科に勤務することになった私に、リーダー格の医師はこう告げました。

I don’t believe you.（私はあなたを信じない）

Don’t believe anybody.（誰も信じてはいけない）

初対面の相手に突然そう言われた20代の私は戸惑《とまど》いました。外科手術は患者の命がかかった究極のチームプレーです。だからこそ医師同士はお互いを信用し合って初めていい仕事を成し遂《と》げられるはずでは？　そう考えていたからです。

けれども、実際に彼の下《もと》で執刀《しっとう》経験を積んでいくうちに、言葉の真意が見えてきました。相手を信用しているとき、私たちは相手に「うまくやってくれるはずだ」という期待をかけています。

しかし、期待をかけた相手がミスをしたり想定外の事態が起きたりするとどうでしょう？　苛立ちや失望、怒りが生まれ、心が乱されてしまいます。「順調にいくと思っていたのになぜ？」「そんな想定外のミスをするなんて」と思ってしまうのは、期待が裏切られたからでしょう。

信用する心は美徳ですが、ビジネスの場においてはミスが起きたときにネガティブな感情が生まれ、平常心が失われるというデメリットが生じます。

「誰も信用しない」という意識を持つことは、「他人に責任を押し付けるのではなく、自分が責任を負う」という覚悟と優しさの表れでもあります。

「誰も信じてはいけない」と説いた医師は、私にそのことを伝えたかったのでしょう。

そしてどんな業界でも優れたリーダーほど、いい意味での「誰も信用しない」という矜持《きょうじ》を持って行動しているように見えます。

ジャッジとマウントは自律神経を乱す敵

上司、同僚、部下といった間柄に関係なく、自律神経を整える上で大切なことが二つあります。

一つは、「他人へのジャッジ（評価）を口にしない」ことです。

「あの人って使えないよなぁ」「うちの上司はこういうところがダメなんだよ」と誰かをジャッジする言葉を口にすると、一時的なストレス発散にはなるでしょう。誰かの悪口を言っている最中にスッキリした気分になれるのは、その間に脳内で快楽物質とも呼ばれるドーパミンが分泌され、交感神経が興奮状態になるからです。

身近な人間関係だけに限った話ではありません。

SNSで目にした事件や炎上案件にわざわざ自分から絡みにいき、「こんなバカいるの?」「不謹慎でありえない」「絶対に許せない」と誰かを叩《たた》き、裁いたつもりになっているときも同じです。交感神経が興奮状態になるため、バランスが著《いちじる》しく乱れ、その結果として自分のコンディションを下げていることに多くの人が気づいていません。

さらに、「マウンティング」も自律神経を整えるためには避けたい行動の一つです。自慢や批判、嘲《あざけ》り、侮蔑は、他人をおとしめることで自分が優れていると思い込むための確認作業です。他人にやたらとおせっかいを焼いたり、アドバイスをしたがったりするのも、親切心ではなくマウンティングの一種である場合がほとんどでしょう。

何かとマウントを取りたがる人は、一見すると自信過剰なタイプに見えます。しかし、実際は「認められたいのに、認められない」という承認欲求をこじらせてしまい、不安定ゆえに攻撃的になっている状態にあるのです。

こうしたマウンティング合戦は、流動性が低く、抑圧されたコミュニティでよく見受けられます。

狭いコミュニティの中で少しでも優位に立って安心を得たい、優越感を得ることで不安を打ち消したい……。

自己肯定感が低く、不安な気持ちに駆《か》られている人ほど、マウンティングや攻撃をしたがるものです。

この原則を覚えておくと、マウントを取られるような事態になっても「ああ、この人は不安で仕方ないんだな」と思えるため、さほど悩まずに済むでしょう。

悪口・愚痴はコスパが悪い

悪口や愚痴、マウンティングには依存性があります。

つまり、言えば言うほど、もっと言いたくなってしまうのです。

悪口を言うという行為は、その相手にとらわれている状態です。そして悪口は感情を言葉に換えて口に出した瞬間から、自律神経を大きく乱してしまいます。嫌いな人、苦手な人、「自分より下だ」と思い込んでいる相手のために、人生の貴重な時間と感情を費やし、自律神経を乱している。それが悪口を言っているときの状態です。

また、悪口やマウンティングは一人では成立しません。そこには必ず第三者の「聞き手」がいるはずです。誰かをジャッジしたりマウントを取ったりしているとき、その人の目にあなたはどう映っていると思いますか？

長い目で見れば、悪口を撒《ま》き散らしている人のほうがより多くのストレスを抱え、人生に不満を抱いています。

私は人間関係のストレスを減らすための有効な手段として、「他人の評価を口にしない」ことを大切にしています。

誰かの能力や容姿、性格のよし悪し、バックグラウンドを安易にジャッジしない。そうした話題で同意を求められても、「へえ、そうなんですか」「私はよくわかりませんが」というスタンスを貫く。これは自律神経を整えていく上で、最高の対応法の一つです。

もちろん、心から素晴らしいと思った対応を褒めることや、理不尽な対応に毅然《きぜん》とした態度で怒りを表明すべき場面もあります。それは悪口やマウンティングとはまったくの別物です。

SNSの炎上騒動にしょっちゅう首を突っ込んでは、悪口や愚痴をだらだらと述べ立てる。こうした目先のストレス解消のための悪口は、長い目で見ると人生を損なっていると心得ておきましょう。

嫉妬をどういなすか

嫉妬もまた、自律神経を乱すネガティブな感情の代表格です。

「同僚が自分より先に昇進できた」「自分よりも部下のほうが上司に認められている」「あいつよりも自分のほうが優秀なのに」など、ビジネスシーンにおいてもさまざまな場面で嫉妬の感情が顔を出してきます。私自身も、経験則として「男の嫉妬ほど怖いものはない」と痛感しています。

嫉妬とは、つまるところ「小さなプライド」です。

他人と自分とを比較して、優越感に浸《ひた》ったり、妬《ねた》んだりしながら、自分の小さなプライドを必死に守ろうとしている状態。これが嫉妬の正体です。

組織に属している限り、比較や競争からは逃れられません。同僚と自分が同じタイミングで昇進することはありえないですし、後輩に追い抜かれることもあります。年功序列から能力主義へとシフトしつつある今の時代においては、それはもはや普通のことです。

では、どうすれば嫉妬とうまく付き合っていけるのでしょう。

簡単です。嫉妬している相手を褒めればいいのです。

ジェラシーにとらわれて目を曇《くも》らせるのではなく、「すごいね。どうしたらそんな風にできる?」「どんな工夫をしている?」と素直に相手に聞いてみてください。それがあなたの得意分野であればなおさらです。

嫉妬を削《そ》ぎ落として、探究心や向学心を高めます。「羨ましい相手は、素直に褒める」と自分の中で決めておく。このルールを守るだけで、嫉妬に苦しむ感情は消えていくでしょう。

他人と自分を比較することは、ほとんどの場合デメリットしかありません。「あの人がいなければ自分が選ばれたはずなのに」という考え方にとらわれて嫉妬心を押し隠そうとすると、ネガティブな感情がドロドロと渦巻き、自律神経の乱れから不眠や体調不良を招《まね》いてしまいます。

どんな分野においても、優秀な人ほど謙虚《けんきょ》です。その人たちは自分が選んだ分野において、上には上がいることをよく知っているからです。

他人の悪口を言ってばかりの人、嫉妬にとらわれてパフォーマンスを落としている人は、「自分との戦い」から逃げているだけともいえるでしょう。他人を責めているうちは自律神経は乱れる一方です。

不調なときほど深く呼吸する

妬みやひがみなどのネガティブな感情との付き合い方は、ゴルフにたとえるとわかりやすくなります。

ゴルフのプレーは4人1組でコースを回るのが原則です。ところが4人で回っていると、毎回必ず誰か1人は調子が悪い人が出てきます。すると、その人の顔からは笑顔が消え、どんどん口数が減っていきます。

ゴルフはスコア（得点）順に打つ順番が回ってくる競技ですから、調子が悪い人が最後に打つことになります。すると、他の3人がどんどん前へ行くのに自分だけ置いていかれるような気分になってしまいます。焦ると呼吸が浅くなり、交感神経が過剰に高まるため、血管が収縮して血流も悪くなります。当然、思うようなパフォーマンスもできません。

結果として、イライラする、焦る、プレーで失敗する、失敗が続くことでまたイライラする……という悪循環から抜け出せなくなってしまいます。

しかしプロですら好不調の波があるのですから、誰しも「調子が悪いとき」があるのは当然です。

このような場面でこそ、ゆったりと行動し、いつものように声を出していくことが大切になります。焦りやイライラは、自分への期待値を上げすぎているから生まれるのです。

「今日は自分の好調日じゃないんだ」と考え直し、深い呼吸を心がけながら、淡々と打ち続けていく。

不調なときに欲を出して一発逆転を狙うと、99パーセントは失敗に終わります。100回やってうまくいくのはせいぜい1回でしょう。なぜなら「一発逆転できるはずだ」と自分に期待するほど、肩に力が入って自律神経が乱れてしまうからです。

どうしても嫌な相手には「三猿」対応

日光東照宮の神厩舎《しんきゅうしゃ》に「見ざる・聞かざる・言わざる」の三猿が彫られていることは、皆さんご存じでしょう。人間関係のストレスを減らす上で、この三猿の姿には現代人が大いに学ぶべきところがあります。

どうしても苦手な人や相性が悪い人を前にしたときには、「見ざる・聞かざる・言わざる」対応に徹することをおすすめします。

すなわち、余計なものは見ない、余計なものは聞かない、余計なことは言わない。

必要最低限のやり取り以外では、この三猿のスタンスを徹底していくこと。これを意識するだけで自律神経は圧倒的に整い、ストレスの半分以上が軽減されます。

人間関係のストレスは相手があってのことです。しかし、他人をコントロールする術はありません。それならば、自分がアクションを変えることによって、自分の身を守るしかありません。

嫌いな相手に何を言われようが、何が起きていようが、余計なことは見ないし聞かない。もちろん、何も言わないし反応しない。

そうすることによって、自分と相手との間にはっきりした線引きができ、心の平穏を守ることができます。

その我慢の先に何が待っているかを考える

「そうはいっても仕事上の取引を考えると付き合いを切ることはできない」という相手もいるでしょう。ビジネスには確かに人脈が重要です。また、親族との付き合いなどのように簡単には切れない関係性は確かに存在します。

しかし、「だから仕方ないのだ」と思考停止してしまっては、いつまで経ってもストレスは減りません。

そんなときは、ぜひとも次のように自問してみてください。

「その相手はあなたがコンディションを崩してまで付き合う価値のある、本当に大事にすべき存在ですか？」

「今のような我慢を重ねて関係性をつなぎ止めることで、あなたの人生はよりよいものになりますか？」

もしも答えがノーならば、相手との間に距離を置くべきでしょう。

さまざまな事情があって「それでも付き合い続けなければならない」というのであれば、「三猿」対応に徹して、せめて自分の意識の上で相手との間にしっかりと線を引きましょう。

カチンとくることを言われても淡々と聞き流し、相手にしない。

自分から相手の機嫌を取りに行くようなことはしない。

無理なことは安請け合いせず、無理だときっぱり伝える。

この三つを心がけるだけでも相手と同じ土俵に上がらず、平常心でやり過ごせるようになります。もちろん、ストレスも格段に減らせるはずです。

私は職業柄、余命宣告をされている患者さんと接することも多くあります。

そんな人たちを見て感じるのは、「我慢をしたまま人生を終えるのは悔いが残る」という事実です。余命わずかとなった人たちの多くは、人生を振り返って「もっと自由に生きればよかった」という後悔を口にします。

周囲の顔色をうかがい、空気を読み、我慢を積み重ねた先に残るのが、後悔だけだとしたら？　そのまま一生を終えてしまうのは、あまりにもつらすぎます。

人生は、我慢をし続けることが当たり前ではありません。自分にストレスを与えている原因との付き合い方について、もう一度考えてみてください。

恋愛は裏切りすらも想定の範囲内に

「期待しない」ことがもっとも難しいのは、おそらく恋愛・パートナーシップの領域ではないでしょうか。

なぜなら恋愛ほど相手への期待が乱高下し、自律神経を乱してくるものはないからです。仕事の人間関係であれば、ある程度は距離を置いて接することが可能ですが、恋愛はそうはいきません。

「絶対にこの人と結婚する！」と自分ひとりが強く思い込んでも、恋愛は相手あってのことですから、そのとおりに進むとは限りません。嫉妬や独占欲から相手の一挙手《いっきょしゅ》一投足《いっとうそく》が気になって仕方ない時期もあるでしょう。

しかし、それらもすべて相手に期待しすぎているからこそ起きる現象です。

それならば、「この愛は永遠だ」と盲目的になるのではなく、「どうせ人の気持ちはいつか変わる」くらいの鷹揚《おうよう》なスタンスでいるほうが、心が乱れることもありません。

相手の心変わりを「裏切り」と感じるのは、恋愛に期待しすぎているから、と解釈することもできます。

いい恋愛が仕事のモチベーションを引き上げてくれる、という側面は確かにあります。自分とまったく違う相手との恋愛は、価値観を揺さぶり、視野を広げて日常に刺激をもたらしてくれるでしょう。しかし、ジェットコースターのように思い切り上昇したあとに急降下することもあるため、取り扱いには注意が必要です。

パートナーは自律神経が乱れない相手がいい

一方で、生活を共にするパートナーとして考えると、やはり「自律神経を乱さない相手」こそが相性のいいパートナーになりえると個人的には考えています。つまり、価値観が近く、生活をしていく上で摩擦《まさつ》が生まれにくい相手です。

たとえば、便利な都心のマンションに住みたいのか、郊外の庭付きの戸建てで暮らしたいのかは人によって違います。無印良品でいい商品を見つけて満足できるのか、高級ブランドに囲まれることに喜びを感じるのかも、人それぞれでしょう。

どこでどう暮らすか、子どもを持つのか持たないのか、子育てするのなら何人が望ましいのか、日常の中で贅沢《ぜいたく》したいポイントはどこか、どんな老後を送りたいのか、許せること・許せないことの境界線はどこか……。

このように、夫婦というチームを結成すると、価値観をすり合わせて決めていくべきことが格段に増えます。

結婚に甘えると駄目になる

もちろん、すべての価値観が合致する相手はどこにもいません。

しかし、最初からある程度は価値観が近い相手であれば、日常生活において齟齬《そご》が生じづらいというメリットがあります。話し合いによって互いの価値観をすり合わせるコストも、それほど大きくはならないでしょう。自律神経を乱さない結婚生活を送れるという意味では、自分と価値観が近いパートナーを選ぶことが有効です。

ちなみに私の妻は同業の医師であり、お互いの価値観は比較的近いタイプでした。

とはいえ、結婚当初は互いに若く多忙だったこともあり、相手への思いやりや感謝が足らずに、言い争いが多く、互いの自律神経を乱すような日々だったと反省しています。今思えば、相手に「それくらいやってくれて当然だろう」という身勝手な期待を抱いていたのだとわかります。

結婚相手といえども夫婦は他人です。

家事をする、子どもの世話をする、相手の話を聞く、などパートナーが自分のためにしてくれることに、「当たり前」は一つもありません。良好なパートナーシップを築いていきたいのであれば、相手が家族や自分のためにしてくれる一つひとつのことに、必ず「ありがとう」を言葉にして伝えましょう。感謝はただ思っているだけでは絶対に伝わりません。

感謝を伝え合うことで、お互いの自律神経が整い、円満な夫婦関係を長く続けられるはずです。

期待を手放していけば心は自然と整う

家族に期待しない。

上司や部下に期待しない。

会社に期待しない。

友人に期待しない。
運命に期待しない。
自分自身に期待しない。

期待という執着を手放すことができると、人間はおのずと強くなれます。期待しないからこそ、「ありがたい」と思えるようになり、自律神経が整い、感謝の気持ちが生まれるからです。

まずは、期待を手放していく。

すべてはそこから、よい方向へと動き出します。

続く第2章では、期待が具体的に自律神経にどのように影響を与えているのか、自律神経のメカニズムはどうなっているかについて見ていきましょう。

第2章

期待による「自律神経」の乱れ

自律神経の仕組みを知る

「期待しない」ことで自律神経が整い、心身が安定してパフォーマンスが上がります。第1章では「期待しない」をキーワードに自律神経を整える効用についてお話ししてきました。

しかし、そもそも自律神経とは何か、わかっているようで具体的には理解しきれていない人もいるのではないでしょうか。それも無理はありません。医師でさえも、自律神経の役割の大きさを正しく理解していないのが現状ですから。

第2章では、自律神経の基本的な仕組みと、「期待しない」ことが自律神経にどのように作用するのかについてお話ししていきましょう。

人間の体は、約37兆個の細胞からできており、そのすべての細胞に栄養と酸素を送り届けることによって健康が保たれます。血液はその運搬係であり、血管の中を無限に循環する血液の流れが「血流」と呼ばれる輸送システムです。

この血流をコントロールしている立役者が「自律神経」です。

神経とは、神経細胞が束《たば》になったケーブルだとイメージしてください。この神経ケーブルは、血管と同じように体の隅々にまで達し、最高時速４００キロメートルという高速スピードで行き来しています。

そして、神経には二種類あります。

一つは、自分の意思で動かせる「体性《たいせい》神経系」です。本を持つ、ボールを蹴る、食べ物を咀嚼《そしゃく》するときなどに、自分の意思で「こうしよう」と思って使っている筋肉をコントロールするのが体性神経系です。

もう一つが自分の意思とはまったく関係なく、自律してはたらいている「自律神経」です。

暑いときに汗をかく、寒いときに鳥肌が立つ、まぶしいときに目を閉じる、熱いものに触れたとき瞬時に手を離すなど、これらはすべて体内のコンディションを一定に保とうとする自律神経のはたらきです。走ったときに心臓が速く動くのも、食べたものを腸が押し進めるのも、瞳孔《どうこう》をどれだけ広げるかのコントロールも、すべて自律神経が血管の動きをコントロールすることで担《にな》っているのです。

神経にはアクセル役とブレーキ役がある

自律神経は、「交感神経」と「副交感神経」の二つから成っており、両者のバランスによってそのはたらきが決まります。

わかりやすくたとえると、交感神経は車のアクセルです。

交感神経が優位になると、血管は収縮し、血液が流れづらくなるため、血圧は上昇します。心拍数も増加し、瞳孔は開き、唾液は減ります。胃腸のはたらきは抑制され、逆に膀胱《ぼうこう》は拡張します。興奮したり、イライラしたりしやすくなる一方で、アクティブな状態でもあります。

緊張するとドキドキしたり、口の中がカラカラに渇《かわ》いたり、トイレが近くなったりするのは交感神経のはたらきが高まっているからです。車の運転でいえば、アクセルを踏んで車が暴走している状態だと考えてください。

対して、副交感神経は、車のブレーキです。

副交感神経が優位になると、血管はほどよく弛緩《しかん》し、血圧も低下して体はゆるんだ状態になります。精神的にも穏やかで落ち着いた気分になるでしょう。スピードを落としてリラックスしている状態といえます。

自動車をスムーズに走らせるように、自律神経もアクセルとブレーキ、つまり交感神経と副交感神経をうまく使い分けることが重要です。

「余裕がある人」の正体は高・高パターン

本書で繰り返し述べている「自律神経が整う」とは、具体的にはこのアクセルとブレーキがどちらも高いレベルにある状態を意味します。

つまり、交感神経が高く、副交感神経も高いというバランスです。10対10、もしくは９対９、８対８のように、なるべく高いレベルで交感神経と副交感神経がバランスを保っている状態がベスト。

このとき体内の神経系では交感神経が血管を収縮させ、副交感神経が血管をゆるませるということが、交互に起きます。すると、血管はリズミカルに脈打ち、血流がスムーズに。血液の質も上がるため、細胞の隅々にまで酸素と栄養が届けられます。その結果、心身の調子がよくなり、脳をはじめとした体の機能が高いコンディションを保てます。

ちなみに、交感神経と副交感神経は、両方が高くなることもあれば、両方とも低くなることもあります。片方が上がれば反対側が下がるシーソーのようなものではない、ということも覚えておきましょう。そして交感神経と副交感神経の差が広がるほどに、心身のどこかに不調が出やすくなるのです。

自律神経のバランスは次の4パターンに分かれます。

①交感神経と副交感神経のどちらも高い
②交感神経が高く、副交感神経が低い
③交感神経が低く、副交感神経が高い
④交感神経と副交感神経のどちらも低い

先に述べた交感神経と副交感神経がどちらも高い①は、心身が絶好調な状態にある黄金バランスです。このとき、交感神経が高い状態にあるため、頭のはたらきがクリアになります。集中力・判断力・決断力なども高まり、実力を最大限に発揮できるでしょう。

と同時に、副交感神経も高いため、他者を気遣う心の余裕もあります。

アクティブでありながら冷静に判断できる。

集中とリラックスが高いレベルで両立できている。

これが交感神経と副交感神経のいずれもが高くなっている状態です。

アクセルをしっかり踏み込み、自由自在に道を走り抜けながらも、必要な場面ではブレーキを利《き》かせて危機を避けられる。そんな状態をイメージしてください。

現代人に多いのはアクセル優位状態

では、②の「交感神経が高く、副交感神経が低い」場合はどうなるのでしょうか。

これは、頑張りすぎていて余裕がなくなっている状態です。血圧が上がって興奮状態になりやすいため、攻撃的な言動を取りやすくなります。アクティブと解釈することもできますが、ストレスがたまり、イライラや焦りも生じやすくなっています。

現代人の多くは、②の「交感神経が高く、副交感神経が低い」状態にあります。車にたとえるならば、アクセルをふかしすぎて頑張りすぎるあまりに、ブレーキをうまく扱えない暴走車のようなものです。

他人に攻撃的で余裕がない人、SNSでいつも誰かに噛《か》み付いてばかりの人、感情的でイライラしやすい人は、あなたの周囲にもいるはずです。その人たちは②の状態から抜け出せなくなっているのかもしれません。

うつになりやすいブレーキ優位状態

「交感神経が低く、副交感神経が高い」③は、②とは真逆の状態です。血管がゆるみ、血圧が低下しているため、だるさや眠気が先に立ち、注意力が散漫になります。状況判断力もダウンするため、仕事の場でパフォーマンスを発揮することが難しくなります。よくいえばリラックスした状態ですが、悪くいえばぼーっとしていてゆるみっぱなし、集中力に欠けている状態ということでもあります。

②や③のようにどちらかの神経が高く、低いほうとの差がそれほどないのであれ

ば、高いほうの神経がよいように作用するというメリットもあります。

しかし、③のパターンで「交感神経が低く、副交感神経が極端に高い」状態がずっと続くのは、黄信号です。交感神経と副交感神経のはたらきの差が広がると、体の免疫力が低下するため、アレルギー性鼻炎《びえん》や気管支喘息《きかんしぜんそく》、潰瘍性大腸炎《かいようせいだいちょうえん》などの自己免《じこめん》疫疾患《えきしっかん》、そしてうつ病などの精神疾患を発症しやすくなってしまうからです。

体力、気力すべてがゼロの低・低ゾーン

そして、もっとも避けたいのが④のパターンです。

交感神経と副交感神経の両方が低いこのパターンは、ぐったりして抜け殻のようになっている深刻な状態です。ちょっとしたことで疲れやすくなり、体のあちこちが不調で、やる気も湧きません。思考力も普段より格段に落ちています。物忘れやうっかりミスが増え、不眠もしくは過眠などの日常生活に支障をきたす症状が出ている人もいるでしょう。

細胞が活性化しないため、さまざまな健康被害を引き寄せてしまいます。慢性疲労症候群に苦しんでいる人には、④の状態に陥っているケースが多く見られます。休んでも疲れが取れない、頭痛やだるさがずっと続く、便秘が慢性化している、といった症状がある場合は、根性論だけで無理に頑張ろうとするのは絶対にやめましょう。放っておくとがん、脳卒中《のうそっちゅう》、心筋梗塞《しんきんこうそく》、糖尿病《とうにょうびょう》などの発症リスクまで高まってしまいます。

もちろん、どんな人であっても①〜④のパターンが一日中ずっと続いているわけではありません。一般的には朝から日中にかけては交感神経が優位になり、夕方から夜にかけては副交感神経が優位になる傾向があります。

また、一日のうちに交感神経と副交感神経のはたらき方のレベルは、状況に応じて①から②に、②から③にといった具合で小刻《こきざ》みに変化するのが普通です。

能力や性格も自律神経と無関係ではない

このように、自律神経は私たちの日々のパフォーマンスや健康状態にまで大きな影響を及ぼします。

自律神経のはたらきが心身に密接に関係していることは、私たちの自律神経研究チームが開発した測定解析機械を用いた研究によってすでに医学的に立証されています。

仕事ができる人、成果を出せる人は、生まれついての才能だけで決まっているわけではありません。むしろ、持って生まれた能力や才能、センス以上に、自律神経のバランスが整っているかどうかのほうが重要である、と断言してもいいでしょう。

思考のスピードや柔軟性、判断力、周囲を冷静に見渡し、円滑にコミュニケーションする力などは、自律神経のバランスが整って初めてフルに発揮できるものだからです。

性格についても同じことがいえるのではないでしょうか。

嬉しいときは大はしゃぎするが、少しでも嫌なことがあると一気に落ち込んでしまう。些細《ささい》なことでカッとなり、怒りが抑えきれずに爆発してしまう。このように感情がジェットコースターのようにアップダウンしてしまう理由を、「あの人はそういう

「性格だから」の一言で片付けてしまってよいのでしょうか？

私はそうは考えません。喜怒哀楽のアップダウンが急激でそれに振り回されてしまう人でも、自律神経のバランスがきちんと整いさえすれば改善される部分が少なくないはずです。

性格は親から受け継いだ遺伝子や家庭環境などの複合的な要因によって形成されるものです。しかし、自律神経のバランスの不具合が続き、不調が長引けば外から見える「性格」もおのずと影響を受けて変わります。

ずっとイライラしてしまう、不安が拭えない、だるくてやる気がしない、なんだか息苦しさが続く。

これらは単純な「性格」ではなく、自律神経のバランスが乱れた結果、体が心を支えきれなくなった状態なのかもしれません。

コロナ禍で攻撃的な人が増えている

新型コロナウイルスの世界的感染拡大もまた、私たちの自律神経に多大な影響を与えています。

外出や行動が制限され、仕事のやり方も変えざるをえない。人と交流する場が失われ、ストレス発散の場も減ってしまった……。誰もが何らかの我慢を強《し》いられながら、次々に変化する状況に対応してきました。

こんな劇的な状況が数年続いているのですから、ちょっとした変化にも敏感な自律神経が乱されないはずがありません。

コロナ禍のように長期的な不安や恐怖にさらされると、交感神経だけが高まった状態が続くため、血圧が上がって興奮状態に陥りやすくなります。外部の刺激に対する反応が過敏になりますから、他人への攻撃性や猜疑心《さいぎしん》も高まります。自分とはまったく無関係なタレントの浮気が発覚したというゴシップニュースを追いかけては、「絶対に許されるべきではない」と息巻いている。そんな人々がネット上の世界には溢《あふ》れ返っています。そうした状態にある人々の数が増えると、社会にも殺伐《さつばつ》とした空気や閉塞感が漂《ただよ》います。

実際に、外来診療には不安や息苦しさ、うつ症状、パニック症状などを訴える患者さんが残念なことに増え続けています。

加齢によって自律神経の力も落ちる

自律神経のバランスが乱れる要因はさまざまです。

ストレス、暴飲暴食、生活リズムの乱れ、運動や睡眠の不足、喫煙習慣、気候の急激な変化などが挙げられますが、忘れてはならないのが「加齢」です。

男性は30代、女性は40代に入った頃から、徐々に自律神経のバランスが乱れやすくなることがわかっています。

じつは、交感神経のはたらきは年齢を重ねてもあまり変わらないのですが、副交感神経のはたらきは年齢とともに低下していきます。そのため、交感神経だけが強くはたらいてしまうアンバランスな状態になりやすいのです。

私たち順天堂大学の研究チームが行なった「男女年代別の自律神経測定データ調査」の結果を見ても、男女ともに30代、40代と年齢が上がるにつれて、副交感神経の活動レベルが急降下していきます。

体力の衰《おとろ》えや心身の不調を感じ始める中高年期は、副交感神経のはたらきがどんどん低くなっていく時期ともぴたりと一致します。高齢者が怒りっぽくなってしまうのも、年齢を重ねていくほどに副交感神経のはたらきが低下し、感情のコントロールが難しくなってしまうからです。

エネルギーに溢れた10代、20代であれば、多少の睡眠不足やダメージはすぐに回復できるでしょう。

しかし、若さと勢いで駆け抜けられることができるのは、人生のごくわずかな時期だけです。そこから先の長い数十年間は、私たちは自分で意識して心身のコンディションを整えていかなければなりません。

「にっこり笑顔」で簡単に自律神経は整う

最初に自律神経は「意思とは関係なくはたらくもの」だと説明しました。

自律神経は外からは見えず、手で触れられません。筋肉と違って「鍛《きた》える」こともできません。さらに、老化によって何もしなければ副交感神経のはたらきは着実に下がっていきます。

けれども、日常の行動パターンや習慣を変えることで、自律神経を「コントロール」することは誰でも可能です。

自律神経のバランスを整えるもっとも手軽な方法を一つご紹介しましょう。

それは「笑う」ことです。

「あれもこれもやらないと」と焦ってパニックになったとき、大事なプレゼンを前に緊張したとき、イライラしているときなどは、あえて笑顔をつくってみましょう。

不安や怒りを感じると、全身の血管が収縮し、血流が低下します。肩に力が入り、呼吸は無意識に浅くなるため、柔軟な動きもできなくなってしまいます。このとき、体の中では交感神経のはたらきが高まり、副交感神経のはたらきが弱まっている状態にあります。

そんなときこそ、「はじめに」でもご紹介したように、にっこり笑いましょう。

笑えないというのであれば、笑顔を真似《まね》た作り笑いでもOKです。口角を意識してキュッと上げるだけでも、顔の筋肉の緊張がほぐれ、顔だけでなく全身をリラックスさせる効果につながります。これは、口角を上げて表情筋をゆるめることで、首の動脈にある圧受容体というセンサーから「血管を広げて副交感神経を上げるように」という指令が送られるからです。

口角さえ上がっていればよいので、軽い微笑みでも十分に効果があります。

実際に笑顔をつくってみてください。

肩の力がふっと抜けて、息がすーっと吐けた実感があるのではないでしょうか。そのままゆっくりと深呼吸をするとさらにリラックス効果が高まり、集中力や冷静さも発揮されます。

にっこり笑う。

たったこれだけのことでも、副交感神経のはたらきを高め、交感神経に傾いてしまいがちな自律神経のバランスを整えることはできるのです。

血液と自律神経

自律神経は、血液の質と血流にも大きな影響を与えます。

交感神経と副交感神経はどちらも体の隅々にまで張りめぐらされており、血管、心臓、肺、腸などのすべての内臓器官に伸びています。脳と連携しながら生命活動を維持する自律神経は、体内のライフラインといってもよいでしょう。

交感神経は血管を収縮させ、副交感神経は血管をゆるませる正反対のはたらきをそれぞれ行ないます。自律神経のバランスが整うとどちらの神経もしっかりはたらくため、リズミカルな血流の動きが生まれ、スムーズに血液が体の隅々に運ばれていきます。

私たちの体を構成するたくさんの細胞には、酸素と栄養が必要不可欠です。それらは食事と呼吸によって体外から取り入れられ、腸と肺で吸収されて、血液によって一つひとつの細胞に届けられます。

また、血液中には免疫細胞が存在しています。

免疫細胞は、ウイルスや細菌、がん細胞などを攻撃したり、傷を治したりする大切な役目を担っています。この免疫細胞を体中に運搬しながら、細胞から出た老廃物を外に運び出すのも血液の大切な仕事です。

自律神経が乱れると赤血球もいびつになる

このように自律神経と血液、血流のはたらきは密接に関係しています。

自律神経のバランスが整えば、血液の質や流れがよくなり、酸素と栄養をたっぷり含んだ血液を全身にめぐらせることができます。免疫力も自然とアップします。

逆に自律神経のバランスが崩れると、血流が滞《とどこお》り、血液の質も落ちます。免疫力も下がるため、風邪や感染症などにかかりやすくなってしまいます。

実際に、顕微鏡で血液を観察したところ、自律神経のバランスが悪い人の血液は、本来ならば丸いはずの赤血球が変形していたり、くっついたり、壊れたりしていました。元のしなやかな丸い形状ではなく、いびつな形になってしまった赤血球は、スイスイ通れるはずの細い毛細血管をくぐり抜けられなくなります。このため、血液の流れが滞ってしまうのです。

また、赤血球は酸素の運び役ですから、赤血球の状態が悪いということは、細胞に届けられる酸素の量が減ってしまうということ。

細胞が酸素不足になると、当然、体のあちこちに不調が表れます。「疲れやすい」

「だるい」「集中できない」などの原因不明の不調が続くのは、食生活の乱れや運動不足のせいよりも、自律神経の乱れが原因かもしれません。

なぜ怒ると血流が悪くなるのか

ここで再び、本書のキーワードである「期待しない」に立ち戻りましょう。

なぜなら血流は感情とも深く関係しているからです。

喜怒哀楽の感情の中で、もっとも自律神経に悪い影響を与えるのは間違いなく「怒り」の感情でしょう。

人は怒りを感じると、交感神経が過剰に優位になります。すると、血管が収縮して心拍数や血圧が上昇、血流が悪くなってしまいます。

激しい怒りが極限に達したとき、手がわなわなと震えるような経験をしたことはありませんか？　あれは、怒りによって末梢血管に送り出す栄養や酸素が不十分になるため、体の末端である手の血流が悪くなったときに起きる現象です。このとき、体内では自律神経のバランスが乱れて細胞が栄養不足になっています。

「頭にきた」「頭に血が上る」のように怒りを表現する言葉に「頭」が見られるのは、脳内で興奮物質が分泌される体感に由来しているのかもしれません。

では、そもそも「怒り」の感情はどんなときに生じるのでしょうか。

不当な扱いや理不尽な目に遭《あ》ったとき、不正の現場に立ち会ったとき、自尊心を踏みにじられたとき。

そんな場面で湧き上がる「怒り」もあるでしょう。

しかし、日常生活において圧倒的に多い「怒り」が生じる場面は、第1章でもご紹介したとおり、身近な人への「期待」が裏切られたときなのです。

「期待」の正体

期待とは、「ある人がそれをするのを当てにして、心待ちにすること」です。

よい結果、よい状態になったらいいな、と望みをかけて待つ。

これが「期待」することの正体です。

そして、私たちは見ず知らずの他人や、遠い世界の出来事には期待する気持ちを持ちません。「こうしてほしい」「こうなったらいいのに」と期待をかける対象のほとんどは、自分が好きな人や身近な人であるはずです。

つまり、家族や友人、パートナー、職場の上司や同僚、部下のように、普段から接触することが多い相手に私たちは期待をかけてしまうのです。

「もっと話のわかる上司だったらよかったのに」
「なぜうちのチームの部下はこうなんだろう」
「あのクライアントの対応はいつも理不尽だ」
「最初は好印象だったが思っていた感じと違った」
「なぜ夫は自分の気持ちを理解してくれないのか」
「こんな家庭になんて生まれたくなかった」
「子どもには自分よりいい大学に入ってほしい」

こんな風に、人は自分に近い相手にこそ、期待をかけてしまいます。

相手から望まれてそうしているのではありません。自分に都合がいい展開を勝手に思い描き、一方的にその願望を押し付けているのです。

期待とは、つまりは一種の甘えであり、あなたの頭の中にだけしか存在しないファンタジーなのです。

期待と怒りはコインの裏表

自分が期待していた通りの展開になれば、もちろん喜びや嬉しさがこみ上げてくるでしょう。しかし、期待とはそもそもが自分の一方的な願望です。現実は期待通りになることのほうが少ないのです。

では、「期待」の先には何が待ち受けているのでしょうか。

それは「怒り」です。「期待」の先には、多くの場合「怒り」が待ち受けています。

期待をかけたが、叶わなかった。思っていた通りにならなかった。

すると人は失望し、不機嫌になったりします。「あなたなら大丈夫と信じていたのに」「なぜこうならなかったんだ」と怒りに駆られて、相手を責め立てることもあるでしょう。

このとき、体内では自律神経が乱れたことによって、脳に十分な酸素と栄養が行き渡らなくなっています。そのため、感情のコントロールが利きづらく、冷静な判断力が失われ、衝動的に暴言を吐いてしまうこともあるでしょう。

このようにしていったん崩れてしまった自律神経のバランスは、3〜4時間は回復しません。

過度な期待は、怒りの感情を招き、自律神経のバランスを乱します。期待が一方的な願望であるのと同じように、怒りのもとは自己満足によるものです。怒ってもいいことは何ひとつありません。

だからこそ、怒りを予防するために、人間関係においては「期待しない」ことが何よりも大切なのです。

ちなみに、第1章でも触れたように、期待と混同されやすいのが「信用（信頼）」です。しかし、相手を信じて頼りにする「信用」と、自分の思い通りになってほしいと一方的に望む「期待」は、繰り返しますがまったくの別物であると理解しておきましょう。

怒りを手放して穏やかな人を目指そう

とはいえ、私自身も30代の頃までは、怒りに支配されている人間でした。怒りを伝えるのは正しいことであり、ときには怒鳴り散らすことすらも相手のためになると信じ込んでいたのです。

しかし、自律神経の研究を進めるうちに、「怒りは百害あって一利なし」ということが身にしみて理解できたため、それ以来「怒り」とは決別しています。怒った側の自分は自律神経を乱してダメージを受け、怒られた側の相手には嫌な思いをさせてしまいます。

怒りはデメリットしかもたらしません。仕事のパフォーマンスを上げるためにも、人間関係を円滑にするためにも、「怒り」は一切不要なのです。

では、どうすれば「怒り」を手放せるのでしょうか。

これはシンプルですが、「怒らないと決める」ことに尽きます。

怒りの波が湧き上がったときは、「いや、でも怒らないと決めたんだから」という自分との約束を思い出してください。このとき大切なのは、言葉を発しないこと。激しい怒りに飲み込まれそうになっても、ぐっとこらえて口は開かないでください。怒りのままに出てくる攻撃的な言葉は、自分にも相手にもダメージを与えます。

次は、深呼吸をしてみましょう。深く息を吸い、ゆっくりと長く吐き出していく。心の中でゆっくりと数を数えながら息を吸って吐くのもよいでしょう。

水を飲む、階段を1~2階分だけ上り下りするなどもクールダウンの効果がありま す。ポイントは、どの動作も「ゆっくり」行なうこと。こうすることによって低下していた副交感神経のはたらきが再びアップするはずです。こうしたワンクッションを挟むだけでも、怒りの衝動のおよそ半分は消えていきます。

そして怒りの感情は衝動的なものですから、第一波を乗り切ればあとはそう難しくありません。

この練習を何回か繰り返すことで、怒りは必ず手放せるようになるはずです。

情緒が安定している「穏やかな人」のまわりには、自然と人が集まってきます。自律神経のバランスが整い出せば、自分もまわりの人たちも幸せになれるのです。

「怒る」上司は信頼されない

仕事でトラブルが発生したとき、上の立場の人間がすべきことは「怒る」ことではありません。

怒るとは腹を立てて、一方的に強い感情をぶつけることです。そうではなく、道筋を示して相手をよい方向へと導く「叱る」姿勢を心がけてください。

失敗した人と同じ目線に立って具体的に反省点を指摘し、何が原因だったのかを冷静に検証していきましょう。原因が判明したあとは、ミスを繰り返さない仕組みをつくります。この作業をできるだけ簡潔に、淡々と行ないましょう。

失敗した人の人間性や欠点を皆の前で責めたり、会議などでつるし上げたりするのはもってのほかです。他の誰かと比較しておとしめたり、過去の失敗を蒸し返したりするのも逆効果でしかありません。

一方的に叱責するのではなく、失敗した当人の意見や事情も聞きながら、「じゃあ、次からはチェック体制を強化しようか」と具体案を提示することができれば十分です。

「なんでこんなことになったんだ！」と部下の不手際を責め立て、強くとがめるような上司は信頼されません。声を荒らげて怒りをあらわにすることは、「自分は感情をコントロールできない未熟な人間です」と表明しているのと同じことです。

トラブルをネタにつくり替える

怒りや羞恥心《しゅうち》などのネガティブな感情を手放す手段の一つとして、トラブルや悲劇を「笑い話につくり変えてしまう」という手法も有効です。悲劇は少し視点をずらせば、たやすく喜劇になります。

あなたにとっては最悪の出来事でも、第三者から見れば、あるいは10年後に振り返ってみれば、ただの笑い話になっているかもしれません。

自分の脳内でのつくり替えですから、何をどういじっても構いません。「ここをちょっとつくり替えれば、いいネタになるのでは？」と考えながら検証し、自分に都合のいいストーリーをつくってみてください。俯瞰《ふかん》の視点から捉え直してみると、同じ出来事でもまったく違って見える部分があるはずです。

このときのポイントは、24時間以内にストーリーを仕上げてしまうこと。たとえば、今日の午後３時に怒りたくなるような出来事が起きたのであれば、翌日の午後３時までには笑い話につくり替えてしまいましょう。ネガティブな感情を持て余しながらネチネチといじり回すのではなく、あくまで笑える方向へとお話をつくり替えたら、蓋《ふた》をしてさっと手放すイメージです。

すると出来上がったストーリーがその人を支配しますから、怒りやネガティブな感情は薄れていくでしょう。

これは心理的な防御反応の一種であると同時に、副交感神経のはたらきをアップさせて冷静さを取り戻すことにもつながります。他人を責めたり、恨んだりしているうちは、自律神経のバランスは乱れる一方です。しかし、諦め、手放していく方向に舵《かじ》を切り直せば、自律神経は再び整い始めます。

腸を動かしているのも自律神経

血管と同じように、自律神経と密接な関係にある器官が「腸」です。

順天堂大学医学部附属順天堂医院で、日本で初となる「便秘外来」を開設しました。背景には自律神経の研究の過程で、「便秘がよくなれば自律神経のバランスも整い、体調が全般的に底上げされる」とわかったからです。

では大腸と小腸がしっかりはたらくと、なぜ自律神経のバランスが整うのでしょうか。

まず、腸の管には2種類の筋肉があります。これらが伸び縮みする（ぜん動運動）ことによって、食べたものを腸内で移動させ、肛門側へと押し進めていきます。このぜん動運動をコントロールするのは、もちろん私たちの意思ではありません。そう、自律神経がコントロールしているのです。

便秘の患者さんで多いのが、腸の運動機能が低下しているケースです。

何が原因で腸の運動機能が低下しているのかを調べていくと、自律神経のバランスに大きな偏《かたよ》りがあることが非常に多いのです。人間関係のストレスなどが原因で交感神経だけが優位になり続けているため、腸のぜん動運動が弱まり、慢性的な便秘を引き起こしているのです。

また、食事で摂った栄養は小腸の表面にある細胞（上皮《じょうひ》細胞）から吸収されるのですが、腸の動きが弱まると栄養の吸収が十分にできず、栄養不足になり、血液の質も落ちてしまいます。

逆に、腸がしっかり動くようになれば、全身の血流がよくなり、脳にも新鮮な酸素や栄養が運ばれます。思考が整理され、判断力も上がるため、仕事効率も必然的に上がるでしょう。「脳腸相関」という言葉通り、腸が活性化すると脳にもいい影響が与えられるのです。

目覚めの1杯が腸を元気に動かす

腸内の不具合を防ぎ、腸の動きを活発にするためには、副交感神経のはたらきを高めて自律神経のバランスを整えることがとても大切です。

腸のはたらきをよくするためのもっとも手軽な方法は、朝、寝起きに1杯の水を飲む習慣をつけることでしょう。

手順としては、朝起きたらまずは口をゆすぎます。睡眠中には唾液の量が減ってしまうため、口の中で繁殖《はんしょく》した細菌を流し出すためのステップです。その後、コップ1杯分の常温の水を一気に飲みましょう。冷蔵庫でキンキンに冷えた水ではなく、常温の水がベスト。これだけで腸が刺激され、ぜん動運動が始まってお通じもスムーズになります。また、副交感神経が下がりすぎるのを防ぎ、交感神経とのバランスがよくなるというよい作用もあります。

朝食も腸と自律神経のはたらきをよくするためのポイントです。

毎朝、できるだけ同じ時間帯にエネルギーを摂取することによって、腸が動き出し、血液の質や血流も上がり、自律神経のバランスも整えられます。ボリュームは腹七分目ほどが理想的。栄養バランスは一日の中のトータルで考えれば十分ですから、あまり気にしなくてもいいでしょう。

ヨーグルトは種類を替えて夜に食べる

腸の動きだけでなく、腸内環境をよくすることもまた、自律神経のバランスを整えるためには重要です。

人間の腸の中には100兆個もの細菌が住んでいます。顕微鏡で見るとさまざまな細菌が寄り集まっている様がお花畑（フローラ）のように見えることから、腸内フローラと呼ばれます。

腸内細菌が善玉菌・悪玉菌・日和見菌《ひよりみ》の3種類に分類されることはよく知られていますが、腸内の生態系を健《すこ》やかに保つためには、この多様性のバランスを維持することが何よりも肝心です。

つまり、特定の菌だけに偏るのではなく、より多くの種類の菌が活発である状態をつくるのです。納豆《なっとう》や味噌《みそ》、漬物、チーズなどの発酵食品、きのこ類、ヨーグルトや乳酸菌飲料、乳酸菌サプリなどは毎日の食事で積極的に取るようにしましょう。そうすることで善玉菌が優勢になって腸内環境が整えられます。

代表的な善玉菌はヨーグルトに含まれる乳酸菌やビフィズス菌ですが、これらは腸内にずっととどまってはくれません。ただし、ビフィズス菌や乳酸菌は、食物繊維と同じく腸内細菌が成長する際に必要なエサとなることがわかっています。多様な種類の菌を摂取することが腸内の菌の多様性にもつながりますから、ヨーグルトは同じ種類をずっと食べ続けるのではなく、さまざまなメーカーの商品をいろいろ試してみてください。

また、善玉菌が腸内ではたらくのは睡眠中ですから、朝よりも夜に食べたほうが腸内環境の改善には効果的です。

このように、血流や腸のはたらきをよくすることは自律神経のバランスを整えることにつながります。そして自律神経を整えることが、血流や腸のはたらきを改善して、心身のコンディションを高めることにも直結していきます。

次の第3章では、血流や腸内環境、さらには自律神経の状態を結びつける根幹ともいうべき「呼吸」についてお話ししていきましょう。

第3章

「呼吸」から変える

自律神経を変えられる唯一のアクション

この世に誕生して産声《うぶごえ》をあげた瞬間からずっと、私たちは毎日呼吸をしながら生きています。

息を吸って、吐く。また吸って、また吐く。

1日あたりにこの作業を繰り返す回数は、およそ2万回にも上ります。人間は何も食べなくても数日間は生きられますが、息を止めていられるのはせいぜい数分間が限度でしょう。

生命を維持していくための基礎運動。

それが「呼吸」です。

呼吸のおもな役割は、酸素と栄養を、肺や血管を通して体の隅々にまで行き渡らせることです。口や鼻から吸い込んだ空気は、気管を通って肺に入ります。空気に含まれている酸素はそこから血液に取り込まれ、全身の細胞へと運ばれていきます。

しかしもう一つ、呼吸にしかできない重要な行為があります。

じつは呼吸は、自分の意思ではコントロールできない自律神経の機能を高められる唯一のアクションでもあるのです。

無意識にできるものだからこそ意識する

私たちの体内で「自律」してはたらく「神経」が、なぜ呼吸によってだけ機能を高められるのか？

それは、1日のうちにおよそ2万回も行なわれている呼吸をつかさどるのが、他ならぬ自律神経だからです。

血流と腸が自律神経と密接に関わっていることは第2章ですでにお話しした通りですが、血液の流れも腸のはたらきも、私たちが意識的にどうにかできるものではありません。

「脈拍が速まってきたから元に戻そう」「消化吸収のスピードを速めてみよう」といくら念じてみても、仕組み上コントロールすることは不可能です。

しかし、呼吸であれば自分の意思によって変えられます。

「たっぷり息を吸ってゆっくりと吐き出そう」と思ったら、私たちはすぐにそれを実行できます。水中でしばらく息を止めようと思えば、数十秒から数分は可能でしょう。

意思によってコントロールできる領域がある、という点は大きなポイントです。なぜなら、呼吸を意識することによって、間接的に自律神経をよい方向へとコントロールできるようになるからです。

40歳を過ぎると呼吸は浅くなる

イライラ、不安、怒り、焦りなどのネガティブな感情を抱えているとき、私たちの呼吸は無意識のうちに浅く速くなります。ストレスを抱えた状況が慢性化すると、浅く速い呼吸も習慣化してしまいます。

すると、血液に乗って脳に運ばれる酸素量が減ってしまうため、脳のはたらきが低下してしまいがちです。思考力・判断力が下がるため、悲観的になったりネガティブな感情から抜け出しづらくなったりします。

血流が悪くなることによって、だるさや慢性疲労が引き起こされることもあります。そのまま放置しておくと、重大な病気を招くきっかけにもなりかねません。

また、ストレスの有無には関係なく、加齢によって肺の機能は衰えていきます。

肺の中には気管支が張りめぐらされており、その先には「肺胞」という小さな袋が数億個もあります。呼吸によって酸素を血液中に取り込み、二酸化炭素を排出するガス交換はこの肺胞で行なわれています。

肺胞のはたらきは20代がピークです。以降は加齢とともに肺胞が壊れたり炎症が起きたりする現象が少しずつ増えていきます。一度壊れてしまった肺胞は、二度と再生しません。そのため、40歳を過ぎると肺機能は急速に衰えていきます。

つまり、年齢を重ねていくほどに、私たちはたっぷりと酸素を吸うこと自体が難しくなっているのです。

「よい呼吸」の正解は一択

では、どのような呼吸が自律神経を整える「よい呼吸」なのでしょうか。

答えはただ一つ、「ゆっくりとした深い呼吸」です。

ストレスを感じているときは、交感神経が優位になっているため、呼吸も無意識のうちに浅く速くなっています。

そんなときは、意識してゆっくりと、深く、長い呼吸を心がけましょう。

ゆったりとした呼吸を数回繰り返すだけでも、交感神経と副交感神経のバランスが整えられます。すると、血液を押し流す力がスムーズにはたらき出すので、再び酸素と栄養たっぷりの血液を全身に送り届けることができるようになります。

全身の血流がよくなってくると、筋肉がゆるみ、体もリラックスします。肩の力が抜けて精神的にも落ち着きを取り戻せるようになるでしょう。狭《せば》まっていた視界もふっと開け、気持ちも前向きになれるはずです。

壊れた肺胞を復活させることはできません。

しかし、深くゆっくりとした呼吸を意識的に行なうことで、肺機能の衰えをカバーすることはできるのです。

まずは就寝前に「1対2の呼吸」

とはいえ、呼吸は誰もが普段から無意識に行なっている動作です。他の人と自分の呼吸がどう違っているのかもよくわからない、という人がほとんどでしょう。

また、浅く速い呼吸が習慣化している人は、深くゆっくり呼吸することを心がけても、気づけばいつの間にか速くなっている、ということがよくあります。

自律神経のバランスを整えるためのゆっくりとした深い呼吸のコツは、次に紹介する「１対２の呼吸法」です。

①　３秒かけて、ゆっくりと鼻から息を吸う
②　口をすぼめて６秒かけてゆっくりと吐く

ゆっくりと鼻から息を吸い、倍の時間かけて口から細く息を吐いていく。３秒吸って６秒吐く、４秒吸って８秒吐く、どちらでも構いません。

たったこれだけの呼吸で、確実に自律神経のバランスが整い始めます。

まずは、1日に1分だけ、就寝前の習慣にするところから始めてみましょう。

全身の細胞の一つひとつにまで、酸素や血液がめぐっていく……。

そんなイメージを思い描きながらゆったりと繰り返すとさらに効果的です。寝る前の布団の中で全身の力を抜き、この呼吸を続けていくと一日の疲れや緊張がすっとほぐれていくのが感じられるでしょう。

鼻から吸うと酸素の供給がアップする

呼吸法についてお話しすると、必ず出てくるのが「鼻と口、どっちから吸っても吐いてもいいですよね?」という質問です。

肺に呼吸を送り込むことが大事であるならばどちらでも同じだろう、と考える人もいるかもしれません。しかし、じつは鼻呼吸と口呼吸では大きく違う点があります。

それは鼻から息を吸うほうが、酸素を体内に取り込める量が格段に増える、というメリットがあることです。

人間の鼻の粘膜では、一酸化窒素というガスが常につくられています。

この一酸化窒素が呼吸によって肺に送られると、血液が酸素をより多く取り込めるようになるため、気道が広がり、脳や全身への酸素の供給が促進されていきます。これによって血管や筋組織がほどよくゆるむことで、体の緊張もほぐれます。もちろん、自律神経のバランスも整えられることは言うまでもないでしょう。血流がスムーズになることで、高血圧や動脈硬化など、血管に関する不調や病気を予防・改善することにもつながります。

口から息を吸っても一酸化窒素は増えませんが、鼻から息を吸うと血液が酸素を取り込める量がより増えるため、心身にいい影響を及ぼしてくれるのです。

鼻呼吸によって酸素を取り込める量が増えることは、スウェーデンのカロリンスカ研究所のヨン・ルンドベリ教授などの研究によって、医学界では広く知られています。

また、一酸化窒素の研究でノーベル生理学・医学賞を共同受賞したルイス・J・イグナロ博士は、より多くの一酸化窒素を肺に取り込むことによって免疫力をアップさせ、ウイルスや細菌、新型コロナウイルス感染症などから身を守る可能性についての研究を現在、進めているそうです。

浅い口呼吸はデメリットしかない

では、「息を吐く」ことに関してはどうでしょう?

まず、口につながる空気の通り道は鼻よりも広いため、吐く速度をコントロールしやすく、ゆっくり長く息が吐けるようになるメリットがあります。

また、鼻から息を吐いてしまうと、鼻の粘膜でつくられた一酸化窒素が肺に送り込まれることなく、逆に外に出されてしまいます。健康に大きく貢献してくれるせっかくの一酸化窒素が無駄になるという意味では、鼻から息を吐くことはあまり合理性がないと言わざるをえないでしょう。

現代人は口呼吸をしている人のほうが多いといわれていますが、口から吸って口から吐く浅い呼吸が習慣化してしまうと、脳の前頭葉における酸素の消費量が多くなることがわかっています。

前頭葉は論理的な思考や感情、理性、やる気などをつかさどる脳の部位です。この前頭葉で酸素を余計に消費してしまうのですから、脳のはたらきも当然、鈍くなってしまいます。集中力が失われ、思考が散漫になりやすくなってしまいます。

取り込める一酸化窒素の量を最大化するというメリットを考慮すると、やはり「鼻から吸い、口から吐く」呼吸法をおすすめします。

ゆっくり呼吸で悩みを解消

「1対2の呼吸法」は、朝昼夜、いつでもどこでもすぐにできます。

とくに、自律神経のバランスが乱れやすくなる次のような場面でぜひ試してみてください。

・朝目が覚めても、なかなか起きられないとき
・昼食後に眠気が襲ってきたとき
・仕事や勉強中の集中力が続かないとき
・大事なプレゼンや発表の直前

・実力を最大限に発揮したいとき
・やる気がどうしても湧いてこないとき
・気持ちを切り替えてリフレッシュしたいとき
・イライラや怒りが湧き上がってきたとき
・不安やパニックに襲われたとき
・肩こり、だるさ、偏頭痛が続くとき
・便秘・下痢が続くとき
・疲労がたまっているとき
・気持ちが沈み込んでうつっぽいとき
・夜、なかなか寝付けないとき

慣れてきたら3分でも5分でも、どれだけ長く続けても構いません。

とくに、仕事や勉強に集中していると、どうしても呼吸が浅くなりがちです。そんなときは休憩時間に「1対2の呼吸法」をぜひ取り入れてみてください。自律神経のバランスが回復します。

また、自分の呼吸のペースが速いのかどうかを確認するためには、1分間に何回ほど呼吸をしているのかをカウントしてみましょう。

もしも1分あたりに20回以上、呼吸をしているようでしたら要注意。普段から速くて浅い呼吸が習慣化している可能性があります。理想的な呼吸の回数は、1分間に12~20回と覚えておきましょう。

最近では呼吸数や心拍数を測定することで、交感神経と副交感神経のどちらが優位になっているのか、自律神経はどのような状態にあるのかを測定してくれるスマートウオッチもあります。自律神経の状態を把握するために、こうした便利なアイテムを活用するのもいいでしょう。

五感を癒やして呼吸を深める

好きな香りをかぐと、自然と深い呼吸ができるようになるため、心身のリラックス効果がより高まることも知られています。

人間には五感がありますが、嗅覚は脳にダイレクトに情報が伝わる唯一の感覚です。

鼻の中で香りの成分を感知すると、その情報が感情や本能をつかさどる脳の大脳辺縁系《だいのうへんえんけい》や視床下部《ししょうかぶ》に届くため、自律神経にも作用するのです。

アロマテラピーというと癒やしやリラクゼーションの印象が強いかもしれませんが、じつは医療に近い領域でもあり、疲労回復やメンタルケアの手段として取り入れているアスリートも珍しくありません。

リモートワークの普及によってストレスが減ったという声を多く聞きますが、一方で「ずっと自宅にいるためオンとオフの切り替えがうまくできなくなった」という人も少なくないでしょう。そんなときは、オンとオフの切り替えスイッチとして、お気に入りのアロマや香水を呼吸とセットで取り入れてみるとよいでしょう。

一般には、オレンジやレモン、グレープフルーツなどの柑橘《かんきつ》系の香りは交感神経と副交感神経のはたらきをともに活性化させ、血流を増加させる効果があるといわれています。

また、聴覚と視覚から入ってくる情報も、自律神経を整えてくれる効果が期待できます。

おすすめは、大自然を感じられる音や映像です。

清々《すがすが》しい川のせせらぎ、ザアザアと流れる滝の音、野鳥の鳴き声、パチパチと爆《は》ぜる焚《た》き火の音や揺らぐ炎の映像などは、動画サイトを検索するとすぐに見つかるはずです。

そうした音や映像を見ながらゆったりと呼吸を深め、心身を整えていきましょう。

ため息はどんどんつこう

「ため息をつくと幸せが逃げていく」という言い伝えもありますが、自律神経のバランスを整えるという意味では、「ため息はどんどんつくべき」です。

人はため息をつく直前、たいていはストレスなどによって呼吸が止まっている状態にあります。そこから「はあーっ」と息を長く吐き出す状態が「ため息」になるのですが、このときに血流がよくなっていることが医学的に証明されています。

これは、末梢血管の血流量を測定できる機械による調査で明らかになったのですが、呼吸を止めている間は、末梢血管から血流がみるみるうちに引いていたのです。血流が引くということは、酸素や栄養が十分に行き届かなくなっている、よくない状態です。しかし、ため息をつくと瞬時に末梢血管の血流が回復。直後には自律神経のバランスも回復していたのです。また、息を思い切り吐き出すことで、自然に次は息を吸うことになりますから、ため息が深い呼吸のファーストステップになっているともいえるでしょう。

つまり、ため息をつくことでリラックス効果が得られ、パフォーマンスは下がるどころかむしろ上がることがわかったのです。

人前ですると周囲にネガティブな印象を与えかねないため息ですが、心身を自浄する有効な儀式にもなりうるのです。

ストレスが極限まで達したときや行き詰まったときは、一人になれる空間を探して、そこで思い切りため息をついてみてください。気持ちがシャキッと切り替わり、状況を打開するいいアイデアが思い浮かぶかもしれません。

血流がよくなることによって、肩こりや偏頭痛、だるさなどの不調も症状の改善が期待できます。

ゆっくり呼吸で腸内環境が良好に

前述したように、自律神経の影響を大きく受けている部位の一つが「腸」です。

栄養分を取り込んでエネルギーに変換する腸は、体の臓器の中でもっとも大切な流れをつくっています。そして深くゆっくりと呼吸することによって、血流がスムーズになり、腸内環境が良好になるというメリットがあることも明らかにされています。

呼吸によって自律神経のバランスが整うと、ぜん動運動が促《うなが》されるため腸内の動きが活発になり、便秘の解消につながります。

また、腸内環境も良好になりますので、自律神経の不調に由来する下痢なども改善されるでしょう。

さらに特筆すべきは、腸が全身の免疫システムの司令塔であるということ。

私たちの体には約2兆個もの免疫細胞があり、これらがウイルスや細菌を退治してくれることによって、日々の健康を保っています。風邪やインフルエンザ、新型コロナウイルスなどは免疫が弱っていることで罹《かか》りやすくなる病気です。

この全身の免疫細胞の約70パーセントは、腸に集中しています。

新型コロナウイルスの世界的感染拡大を目《ま》の当たりにして、免疫力の大切さをあらためて認識した人も多いでしょう。免疫細胞が集中する腸の動きが悪くなると、だるさや疲れやすさなど全身の不調につながってしまいます。

納豆やヨーグルトなどの腸によい食材を摂取することも重要ですが、それだけでは腸内環境は改善されません。

深くゆっくりした呼吸を習慣化することで、自律神経のバランスが整えられ、腸内環境が整って免疫力もアップすることを覚えておきましょう。

幸せホルモンは腸でつくられている

「第二の脳」とも呼ばれる腸が、自律神経を通じて心や感情と深く結びついていることはすでにお話ししたとおりです。密接なネットワークを築いている脳と腸の関係性を表す、もう一つのエピソードがあります。

脳から分泌される神経伝達物質の一つに、「セロトニン」があります。セロトニンは感情のコントロールや精神の安定、睡眠などに関わっています。セロトニンがしっかり分泌されると、心がリラックスして幸福感が得られやすくなるため、別名「幸せホルモン」とも呼ばれています。

このセロトニンがどこでつくられるかご存じでしょうか。

脳から分泌されるセロトニンですが、製造場所は脳ではなく腸なのです。

体内にあるセロトニンのもとの約9割は腸壁に貯蔵されており、それが脳に届くとセロトニンとして分泌される仕組みになっています。

呼吸によって自律神経が整うことで、腸内環境が改善され、セロトニンもどんどん腸でつくられるようになります。結果、うつなどのさまざまなメンタル不調の改善にもつながっていきます。

裏を返せば腸内環境が悪化すると、腸壁でのセロトニンの製造能力も低下するため、メンタル不調を招きやすくなるということです。

うつ症状の見られる患者さんに、腸のトラブルを抱えた人が多いことはよく知られています。強いストレスや緊張を感じると、お腹《なが》の調子が悪くなるのもこのためです。

不安感やイライラ、うつ症状、睡眠障害、また女性の場合はＰＭＳ（月経前症候群）などに悩まされている人は、セロトニンがうまく腸でつくられていない可能性もあります。

ゆっくりした呼吸と食生活を意識することで、自律神経を整えながら、同時にセロトニンの製造能力も上げていきましょう。

アスリートは「ひと呼吸」の大切さを知っている

私は30年以上にわたる自律神経の研究で得た知見をもとに、千葉ロッテマリーンズの選手のメディカル面でのバックアップをはじめ、テニス、ゴルフなどさまざまな競技のアスリートのコンディショニングやパフォーマンス向上の指導にスポーツドクターとして携《たずさ》わってきました。

そのなかで実感したのは、やはり第一線で活躍するアスリートほど呼吸の大切さを知っているという事実です。

「ここで勝負が決まる」という大事な場面においては、おのずと脈拍が速くなり、呼吸も浅く速くなります。これはアドレナリンというホルモンが分泌されるためです。アドレナリンは心拍数を上げ、体内により多くの酸素を供給できるように血流をよくします。

しかし、レベルの高いアスリートは勢いだけで体を動かすような真似はしません。極限まで集中力を高め、最高のパフォーマンスを発揮するために、彼らは「深いひと呼吸」を挟んで勝負に挑んでいるのです。

試合や本番に挑んでいる最中のアスリートは、通常は緊張状態で交感神経だけが高まっている状態にあります。車にたとえるならば、全力でアクセルを踏み込んで車道を走っている臨戦態勢です。もちろん、どんな競技でもそうでなければ戦えません。

ところが、こうした緊張状態が続くと、体がこわばって力んでしまい、ベストなパフォーマンスを発揮することが難しくなります。

集中力とハイテンションを保ちながらも、頭の一部分ではリラックスして冷静に状況を見なければいけません。

だからこそ、一流のアスリートは深い呼吸を挟むことで意識的に副交感神経を高め、高いレベルで自律神経のバランスを保つようにしているのです。

「ゾーン」は自律神経の最強バランス状態

「向かってくるボールが止まって見えた」

「相手の動きが信じられないくらいスローに見えた」

最高のパフォーマンスを発揮できたアスリートが、そのときの心境をそんな言葉で語ることがあります。

いわゆる「ゾーンに入る」と呼ばれる状態です。

トップアスリートだけが知る世界だと誤解されがちですが、普通の人であっても条件が揃えばゾーンに入ることは可能です。

実際、私も中学時代に所属していた野球部の公式戦で、ピッチャーが投げたボールが「止まって見えた」おかげで、会心のサヨナラヒットを打てたという経験がありま す。

ゾーンとは、つまりは「超集中状態」という言葉で表現してもいいでしょう。チャンス、もしくはピンチの場面で交感神経と副交感神経が10対10のMAXな状態でバランスが取れることによって、100パーセントのパフォーマンスを引き出すことができた。それが「ゾーン」の正体です。

多くのアスリートは本番の大事な場面で、ゆっくりと呼吸を行なうことによって極限の集中力を呼び寄せようとします。

「本番に強い」「メンタルがタフだ」と言われる人は、たんに生まれつき精神力が強《きょう》靭《じん》なわけではありません。

ゆっくりと深い呼吸を意識的に行なうことによって、自律神経のバランスを整え、それで体と心の状態をコントロールしているのです。

一般人であれば、普段の暮らしの中でゾーンに入る必要性はまったくないでしょう。しかし、この呼吸法を応用することで、心身のコンディションを簡単に整えられるようになるメリットはあります。緊張する場面や大事な本番の直前などには、ぜひ試してみてください。

呼吸ができる幸せを実感する

本章の最後に、私が呼吸の大切さについてあらためて向き合うきっかけになった実体験を紹介したいと思います。

数年前、飛行機に乗っていた最中に、突然、息苦しくなって呼吸ができなくなったことがあります。

初めは咳《せき》が止まらなかったため「喘息《ぜんそく》かな」と軽く考えていたのですが、みるみるうちに症状が悪化。普段はなんら意識することなく行なっていた「息を吸って吐く」という行為がまったくできなくなった数十秒間は、死を間近に感じるほどの恐怖と苦しさを覚えました。

呼吸ができなくなると、人は緊張状態からパニックに陥ります。

それによって交感神経が高まってしまうため、ますます息が浅くなって呼吸が苦しくなるという悪循環に陥ります。

「最悪の事態を避けるためには、まず落ち着かなければ」

そう考えた私は、機内音楽のゆったりしたヒーリングサウンドに耳を集中させました。そのリズムに合わせてゆっくりと深く呼吸をするように意識して努めるうちに、徐々に呼吸ができるようになったのです。

あとから判明したことでしたが、このとき私が呼吸困難になったのは「急性喉頭蓋《こうとうがい》炎《えん》」という病気が原因でした。

これは喉の奥が細菌感染などによって腫《は》れることで気道（空気の通り道）が狭くなり、呼吸困難に陥ってしまう病気です。病状が急速に進行するため、治療が遅れると数時間で窒息死に至ることもある救急疾患でした。

私の場合はそのあとに適切な治療を受けることができたため、幸いなことに命拾いをしました。

しかし、この出来事を通じて、呼吸が生命活動の基礎にあること、そして呼吸ができることの安心感と幸せを、身をもって思い知ったのです。

吸って吐いて、心に向き合う

ここまでは、呼吸が自律神経をはじめとした体のあらゆる部位に与える影響について解説してきましたが、難しく考える必要はありません。

本書を読んでいるあなたが実際にすべきことは、

「ゆっくりと鼻から息を吸って、倍の時間をかけて口から吐いていく」

たったこれだけですから。

大切なのはいつもおざなりに行なっている自分の呼吸に、じっくりと向き合い、意識することです。

呼吸はいつでも、どこでも、何をしていてもすぐに試せる最強の健康法であり、自律神経のバランスを整えることができる唯一無二のアプローチです。

デスクワークを始める前の儀式として、休憩時間のリフレッシュに、駅までの道のりを歩きながら、不安やネガティブな感情に襲われたときに……。

どんな場面、状況、心理状態であっても、呼吸は外部の環境に関係なく、その場ですぐに実行に移すことができるアクションです。

「心・技・体」が大切だといわれますが、私は「体・技・心」の順に整えていくことがもっとも合理的ではないかと考えています。

ゆっくりした深い呼吸によって自律神経をコントロールできる術が身につけられるようになれば、体のコンディションが整い、心にも安定がもたらされる相乗効果が生まれるはずです。また、栄養満点の血液が全身に届けられますから、疲労がたまっても回復するスピードが速くなっていくはずです。

私自身もゆったりした深い呼吸を毎日の習慣にしてから、性格が穏《おだ》やかになりました。かつては、職場で怒鳴り散らすような未熟な部分がありましたが、今ではほとんどそのようなことはなくなりました。

自分自身のメンタルが凪《なぎ》のように安定すると、怒りや嫉妬などのネガティブな感情をぶつけられても、息を吐き出すようにすっと受け流せるようになります。そして自分の心の軸がブレずにいれば、周囲の人間関係もそれを反映して穏やかなものへと変わっていくでしょう。

第4章

期待しない「習慣」

35歳を過ぎると不調が始まるのはなぜか

生物学的に見ると人間の体の機能的ピークは、20~35歳の時期だといわれています。

この時期は骨の強度が一生のうちでもっとも強く、すべての器官がスムーズにはたらきます。

肉体的にも多少の無茶が利くし、疲れからの回復も速い。

食事バランスや運動などを意識せずとも、日々を元気に過ごせる。

幸運にも大病をしないまま中年になった多くの人にとっては、こうした状態が35歳頃までの「普通」だったのではないでしょうか。

ところが、40代、50代と年齢を重ねていくと、どんなにタフな人でも次第に体に無理が利かなくなってきます。

肌の水分が失われるため、シワが増えていきます。目のかすみや老眼、聴力の衰えなども徐々に始まります。一晩寝ても疲れが取れない日も珍しくないでしょう。

内臓の消化機能も衰えていくため、かつては好物だった揚げ物や丼物、こってり系ラーメンなどのボリュームのある食事もつらくなってきます。

一方で、日本人の平均寿命の数値はいまだに延び続けています。厚生労働省の最新の調査（「令和2年簡易生命表」）によると、女性は87・74歳、男性は81・64歳と男女ともに過去最高を更新しました。

しかし、いくら平均寿命が延びても、医学の技術が進歩しても、人間の生き物としての体のピークが20～35歳であることは変えられません。個体差はあっても、ヒトという生物を見たときにこの平均値は動かせません。

つまり、「元気が普通」でいられるボーナスタイムは、人生序盤のわずかな期間だけにすぎないということです。

現代人は体の機能やコンディションが衰えてから生きる時間のほうが、ずっとずっと長いのです。

毎日の積み重ねで整えていく

だからといって悲観することはまったくありません。

毎日の生活習慣をちょっと意識するだけで、好調なコンディションはつくれるようになるからです。

もちろん、その鍵を握っているのは自律神経です。

ゆったりした呼吸や日常のちょっとした工夫によって交感神経と副交感神経がうまく釣り合うようになれば、血液の流れがスムーズになり、腸内環境が改善されることで、体と心が整った状態に導かれていきます。

免疫力が高まるため、アンチエイジング効果も期待できます。小さな不調も悪化させる前に解消できれば、重大な病気の予防にもつながっていくでしょう。

第4章では日常生活の中のちょっとした工夫によって、自律神経を整える習慣を身につけるコツをお伝えしていきたいと思います。

お金を払ってジムに行く必要も、運動用のシューズやウエアを用意する必要もありません。誰でもすぐにできる簡単なものばかりですので、ぜひ今日から生活に取り入れてみてください。

「期待しない」を出発点にしよう

もう一つ、大切なのが本書のキーワードである「期待しない」ことです。

私たちががっかりしてしまうのは、常にそこに期待があるからです。

他人や自分、起きる出来事に期待をかけてしまうからこそ、そうではない結果にがっかりして、自律神経のバランスを乱してしまうのです。

10〜20代の若い時代であれば、期待が裏切られても、その都度回復できる力がたいていは備わっていますが、30代以降になると乱れた自律神経がなかなか元に戻らなくなります。

だからこそ、日々の暮らしの中でも「期待」を手放すことで、心を整えることを意識していきましょう。

期待をすべて捨てろ、という極端な話ではありません。

過剰な期待をそっと削ぎ落とすことで、意識的に自分の中の期待値を下げるコントロールをするのです。

「絶対に大丈夫だと信じていたのにダメだった」と、「多少の期待はあったがやはりダメだった」では、結果が同じでも直後の頭と心の切り替えがまったく違ってきます。

前者は期待をかけたぶん失望が深くなり、落ち込んで感情が乱されるため、冷静に何がダメだったかを検証する目も曇りがちです。

対して後者は、失望はあれども想定の範囲内ですから、思考と感情の切り替えが早くなります。「今回は何が足りなかったのか」と問題点を冷静に検証できるため、次に活かしていけるでしょう。

ベストを尽くしつつも、期待値だけは意識して下げておく。

これは人間関係や仕事はもちろん、日常で起きるあらゆる出来事に対しても同じです。いつまでも小さなことに一喜一憂してばかりいると、自律神経はいつまでも乱れっぱなしで心が整いません。

日常生活に新しい習慣を取り入れるときも同じです。

自分に過剰な期待はしない。

一方で、「まずは試してみよう」「頑張ろう」というまっすぐな思いは大事に持っておく。

新しいことを始めるときは、常にこの二点を心に留めておきましょう。そうすれば、目の前のことに淡々と自然に集中できるようになります。

期待をしないことは、最初から手を抜いたり、投げやりになったりすることとはまったく違うのです。

「ゆっくり」話そう

では、ここからは日常生活ですぐに実践できる「期待しない習慣づくり」を具体的にご紹介していきましょう。

まず、すべてに共通するといってもいいのが「ゆっくり」行なうことです。

ゆっくり深く呼吸をすることのメリットについては、すでに第3章で詳しくお話ししましたが、「ゆっくり」の効果が発揮されるのは呼吸だけに限りません。

ゆっくり話すことを心がけるのも、自律神経を整える上ではとても大切なポイントになります。

ゆっくり話すということは、しっかり呼吸をしながら対話ができるということでもあります。すると酸素が血液に十分に取り込まれ、良質な血液が脳や体の隅々まで行き渡ります。頭がクリアになるため、失言やうっかりミスも減るでしょう。

また、ゆっくり話すことを意識すると、言葉を選ぶ余裕が生まれます。感情が言葉に乗りすぎないため、相手をむやみに傷つけることもなくなります。

エモーショナルな言葉が効果的な場面もありますが、人は感情が入れば入るほど、話すスピードも速くなります。そんなときに他人からムッとするようなことを言われると、反射的にきつい言葉で返してしまいがちです。

失言・暴言は早口からしか生まれない

チッと舌打ちしたり、乱暴な言い方をしたりした瞬間に、イライラは増幅します。すると、とたんに交感神経が優位になり、早口でまくしたてることで、余計に興奮します。相手を傷つけてしまう失言や暴言は、たいていは早口から生まれます。

また、早口になっているときは、呼吸も浅く速くなります。

するとと交感神経のはたらきだけが高まり、瞬間的にはやる気が湧き上がるものの、それが長く続くと血管が収縮し、血流が悪くなります。そのため、仕事や作業におけるパフォーマンスも下がってしまいます。

さらに、早口や乱暴な言葉は、口にしている当人だけでなく、聞いている相手の自律神経をも乱してしまいます。

伝えたいことは、ゆっくり静かに話す。

その一点を常に心がけるだけで、コミュニケーションが丁寧な人として周囲にも好印象を与えられるでしょう。好感度が上がれば、相手も「この人がそう言うなら」と力になってくれる場面が増えるはずです。

会話の口火を切らない

コミュニケーションで自律神経を乱さないために有効な方法の一つとして、「自分から会話の口火を切らない」ことをおすすめしています。

これは私が実体験から学んだことです。昔の私は非常に早口でおしゃべりな人間でした。そのせいで口を滑らせて余計なことを口走っては、あとで自己嫌悪に陥る、というループに陥っていたのです。

そんな繰り返しを経て思いついたのが、「自分からは話さない」というルールを決めることです。もちろん、ただ感じ悪く黙り込むのではなく、質問をされたときにはきちんと答えます。けれども、自分から「何かを言ってやろう」というアクションは起こさない。

この基本ルールを決めただけで、驚くほど失言が減りました。落ち込むことも減ったため、自律神経のバランスが乱れることもなくなりました。

かつての自分を振り返ってみると、「自分からたくさん話す」ことで、私は自分の存在をアピールしようと無意識のうちに躍起になっていたのでしょう。ちょっとした沈黙に耐えられなかったのも、自信のなさの表れだったように思えます。うっかり失言するパターンが多い人は、ぜひ実践してみてください。「余計なことは話さない」と決めるだけでも、会話に穏やかな空気感が漂うはずです。

もう一つ、自分から話さないことのメリットは、相手が勝手にこちらの事情を想像してくれる点です。「そうですね」と一言シンプルに返すだけで、相手は自分のいいように解釈をし、言葉を重ねてきます。すると、こちらは状況を的確につかめるようになります。自分から話し出さないことは、余計な波風を立てないために非常に有効なコミュニケーション術です。

自律神経が整う食習慣

食事は、生命を維持していく上で欠かせない要素です。

食事というと栄養バランスだけに目が向きがちですが、何を食べるかだけでなく、どう食べるかも重要です。

なぜなら私たちは「食べる」という行為を通じて、内臓をはたらかせ、体の生体リズムの調子を日々上げているからです。

ここでは自律神経を整えていくための食生活のポイントを紹介していきましょう。

①急いで食べない

ゆっくりと、よく噛んで食べる。決して急がない。

基本中の基本ですが、大人になるほど、この基本ルールをおざなりにしてしまう人が多いようです。

とくに男性にその傾向が顕著です。ガツガツと一気に食べきってしまう、いわゆる「かっこむ」食事スタイルが若いときに定着して以来、今もクセになっている男性は少なくないでしょう。

よく「できる営業は食事が早い」などといわれますが、健康面でいいことはありません。胃腸を動かしたり消化酵素を分泌したりして消化を促すのは、副交感神経の役割です。ところが気忙《きぜわ》しく猛スピードで体内に食物を送り込むと、交感神経ばかりが高まってしまい、消化がスムーズに促されず、胃腸に負担がかかりやすくなります。

しかし、よく噛んでゆっくり食べると、副交感神経が優位になっていきます。消化・吸収が順調に促され、体が栄養をしっかり吸収できるため、回復力もアップします。もちろん、疲れやストレスの解消にもつながるでしょう。

②腹六分目がちょうどいい

暴飲暴食が許されるのは若いうちだけです。30代に入ったら、食べすぎはマイナスの影響しかありません。

食べるペースをゆっくりに保つのと同様に、毎食のボリュームは常に腹六分目、もしくは腹七分目がベストと心得てください。

満腹になるまで食事をすると、消化管に過剰な負担がかかります。食べすぎたあとに頭がぼんやりするのは、消化管のはたらきに血流が集中してしまい、その他の器官を十分にはたらかせることができなくなっているからです。

もちろん、これらの消化管の動きをつかさどっているのは自律神経ですから、自律神経のバランスも当然乱れてしまいます。

満腹は、消化管という特定の器官にだけ過度な負担をかけすぎている状態なのです。

他人に期待をかけすぎないのと同じように、一部の器官に負担をかけることは避けましょう。満腹感が得られないと満足できない、という人は腹六分目の食事のあとに、ゆっくりとお茶を飲む習慣をつけるとよいでしょう。

朝・昼・夜、三食のどこであっても腹六分目を心がける。

これを数日ほど続けるだけでも、心身のコンディションがぐっと安定していくのが実感できるはずです。

③一日のトータルで調整する

栄養バランスを意識することは大切ですが、毎回、一食ですべての栄養バランスをまかなおうとする必要はありません。朝食がトーストとコーヒーだけであれば、昼食か夕食でビタミン豊富な野菜類や卵・肉・魚などのタンパク質を補えれば十分。

大切なのは一日のトータルで見積もり、調整することです。

食事のボリュームに関しても同じことがいえます。

「今日は夜に友達と焼き肉を食べに行く」と予定が決まっている日は、ランチは軽めにしておきましょう。「昼に食べすぎてしまった」と思ったら、夕食を軽めにすればよいのです。

こうすることで、その一日をトータルで見たときに消化管に過剰な負担をかけることが避けられます。

ポイントは、食事のボリュームを「その一日で清算してしまう」こと。

翌日に持ち込んでしまうと以降の食事リズムが崩れやすくなってしまいます。その日のうちに調整してしまいましょう。

④おやつはチョコ、ガム、ナッツ

ほっと一息つきたい休憩タイムに食べるなら、チョコレートやナッツ、そしてガムをおすすめします。

チョコレートの主原料であるカカオには、血流をアップしてくれるさまざまな健康効果があります。まず、カカオに含まれるポリフェノールには抗酸化作用があるため、血管を丈夫にしてくれます。その他にも血流を改善するマグネシウム、貧血や免疫機能の低下を防ぐ亜鉛などのミネラル、腸内環境の改善に役立つ食物繊維など、チョコレートには豊富な栄養分が含まれているのです。

チョコレートを選ぶときはカカオ分が70パーセント以上の商品にすると、このような健康効果が期待できます。

ナッツ類が健康やダイエットにいいことはすでに有名でしょう。ビタミン、ミネラル、食物繊維が豊富なナッツ類ですが、血圧を下げる効果があるオメガ3脂肪酸も含まれています。よく噛んで食べることで、血圧が下がり、血流の量が増えるため、自律神経のバランスも整っていきます。

ガムはチョコレートやナッツ類と違って、栄養面ではなく「咀嚼」の効能によって自律神経のバランスを整えてくれます。

食べものをよく噛むと、それだけで血流がアップし、副交感神経のはたらきも高まります。とくに仕事中は交感神経が高まりやすくなっていますので、ストレスを感じたときはガムをよく噛むと、緊張がほぐれてリラックスが得られます。

リモートワークのようにずっと在宅で家にいる時間が長くなると、自分のペースでダラダラと仕事をしてしまうため、なかなか気持ちの切り替えが難しくなります。

「12時半になったら昼食」「午後3時はいったんガムを噛んでリフレッシュ」というように、毎日の食事や休憩の時間を決めておきましょう。自分なりの区切りをつくることで、交感神経と副交感神経のバランスも整いやすくなります。

散歩はゆっくり、リズミカルに

ジョギングと散歩、どちらも健康によいのは明らかですが、自律神経のバランスを整える観点からいえば散歩のほうが断然おすすめです。

散歩をするときに心がけたいポイントは二つ。

歩くときに「ゆっくり」と「リズム」を意識することです。

ゆっくり歩くと呼吸は自然と深くなります。副交感神経が刺激されるため、血管が広がり、末梢神経まで血流が活発になっていきます。血のめぐりがよくなることで筋肉はほどよくゆるみ、全身がリラックスしていきます。

近所をちょっと散歩するだけでも、自律神経のバランスは整えられます。

歩くときの呼吸も、できれば「1対2の呼吸法」を意識しましょう。スーッと鼻から息を吸ったら、スーーッと倍の時間をかけて口から吐いていく。この呼吸法によって健康効果は最大限に高まります。

また、リズミカルに歩くことも副交感神経を高める作用があります。リラックスしながらも集中力が研《と》ぎ澄まされるため、歩きながらいいアイデアや問題の解決策が思い浮かぶこともあるかもしれません。

夜のウオーキングもおすすめです。夕食後から就寝の1時間くらい前に、1時間ほどゆっくりと時間をかけて歩いてみましょう。副交感神経のはたらきが高まる夜に歩く運動をすると、末梢血管までの血のめぐりがよくなるため、スムーズに入眠できるようになります。ほどよい疲労は睡眠の質を上げ、デスクワークでこわばった肩や背中、腰まわりをほぐして全身の血行をよくしてくれるでしょう。

スマホを見ながらではなく、顔を上げて風景を見ながら、ゆっくりとリズミカルに歩きます。好きな音楽を聴きながらでももちろん構いません。1日に5分でもよいので、歩くことでリフレッシュする時間をつくりましょう。

汗をかく運動はしなくていい

ゆっくり歩くことのもう一つのメリットは、汗をかかなくて済むことです。汗をかいたままにしておくと、体が冷えてくるため、自律神経はてきめんに乱れ始めます。自律神経には「温度差に弱い」という特徴があるからです。

冬の寒い日に、暖房がよく効いた部屋から、徒歩3分のコンビニまで薄着のままで出る人を見かけます。「すぐそこだから寒いけど我慢できる」という考えかと思いますが、外にいる時間は数分であっても、急激な温度差にさらされることによって乱れた自律神経は3〜4時間はもとに戻りません。

また、汗をかくまで体を動かすと、必然的に呼吸が速く浅くなるため、副交感神経のはたらきも低下してしまいます。筋肉を鍛える効果は期待できても、ただでさえ副交感神経のレベルが低下している中高年の場合は、汗をかくほどの運動を習慣化することはあまり望ましくないといえるでしょう。

汗をかくまでの負荷はなく、呼吸が深くゆっくり続けられるという意味では、やはり「歩く」運動に勝《まさ》る習慣はないのです。

お風呂は熱くしすぎない

入浴は最高の健康法です。

体を清潔に保つだけならばシャワーでも問題ありませんが、一日の終わりに全身の血のめぐりをよくして交感神経と副交感神経のバランスを整える、という意味でもゆったりした入浴タイムは絶大な効果があります。

理想は約40度のお湯に、15~20分ほどゆったりと体を浸《つ》からせること。40度のお湯に入浴すると、血流がスムーズになり、直腸の温度を上げすぎることなく、体の深部体温が38・5~39度というベストな温度に保たれます。

これよりも高い温度だと、交感神経のはたらきが急激に高まり、リラックス状態から遠のいてしまうデメリットがあります。血管も収縮してしまうため、血のめぐりが悪くなって血液がドロドロになるリスクも上昇します。体がシャキッと興奮状態になるため、寝付きも悪くなってしまうでしょう。

40度のお湯にゆったりと15~20分ほど浸かり、上がったあとはコップ一杯の水を飲む。この習慣をつけるだけでも、一日の終わりに心身のコンディションが整い、眠りの質も向上します。

休日の「寝だめ」は健康を損なう

「休日くらいは心ゆくまで眠っていたい」という思いから、お昼近くまで眠ってしまう人は少なくないでしょう。普段、忙しく働いている人ほどその傾向があるようです。

睡眠不足が体によくないことは言うまでもありませんが、じつは寝だめも体にはよい影響を与えません。長時間の寝すぎは、睡眠不足と同じように心身の健康を損なう可能性が高まるのです。

日頃の睡眠不足を解消しようと寝だめをしたくなる気持ちはわかります。「ぐっすり眠ってすっきり起きた!」という実感が伴うのであればそれもいいですが、「なんとなくもったいないからもうちょっと寝るか」くらいの気持ちでダラダラと寝すぎると、脳の血管が拡張して、起きたときに頭がうまく回らなかったり、頭痛を招いたりすることがあります。

脳だけではありません。長時間横になったままの状態が続くと、全身の筋肉が過度にゆるんでしまい、血管が過剰に拡張して血流が悪くなります。すると、酸素や栄養の供給が滞って「疲れが取れない」「だるい」状態が続いてしまいます。

睡眠時間は長すぎも短すぎもダメ

米マサチューセッツ大学による研究では、糖尿病患者と普段の睡眠時間との関係性について、次のことが明らかになりました。

糖尿病を発症する人の割合を睡眠時間の比較によって調査したところ、発症率がもっとも低かったのは、健康によいといわれる7時間睡眠の人たちでした。

一方、睡眠時間が5時間以下の人たちの場合は、糖尿病の発症率が2・6倍に上昇しました。睡眠時間が短いと体に悪影響がある。ここまでは誰でも予想できる範囲でしょう。

意外だったのは、睡眠時間が8時間以上の人たちの発症率が3・6倍にまで跳ね上がったことです。

睡眠時間は短すぎても、長すぎてもよくないことを表す一例といえるでしょう。

厚生労働省の睡眠に関する調査でも、「9時間以上寝床にいる人は、9時間未満の人よりも中途覚醒を起こし、それによって血流を悪化させてしまう可能性が高い」という結果も出ています。

「たくさん寝たはずなのに疲れが取れない」のは、もしかすると「余計に寝すぎている」ことが原因かもしれません。

また、中年以降では睡眠時間が長すぎると、記憶力や判断力、思考力などが低下し、うつ症状の発症頻度が増加するという研究データもあります。


自分にぴったりな睡眠時間は？


では、結局どれくらいの睡眠時間がベストなのでしょうか。

さまざまな調査結果を総合的に見ていくと、ベストな睡眠時間は人によって異なるという結論になります。個人差があるため一概に「毎日○時間寝ましょう」と言い切ることはできないのです。

自分のコンディションが整うベストな睡眠時間を見つけるためには、実際に体で試してみるしかありません。

「今日はぐっすり眠れたな」と目が覚めたときに感じられた日、アラームが鳴らなくてもぱっと起きられた日の睡眠時間はどれくらいだったかを確かめてみてください。それがきっとあなたにとっての理想的な睡眠時間です。

ベストな睡眠を毎日取れるようになれば、自律神経のバランスも自然と整いやすくなります。

自律神経を乱す最大の敵

「寝付きが悪い」「眠りが浅い」という悩みを抱える人が近年はとくに増えています。こうした人たちの多くに共通しているのは、寝る直前までスマホを見たりいじったりしていることです。

現代人の生活に必要不可欠なスマートフォンですが、自律神経のバランスを乱す最大の敵でもあります。

とくに、気をつけたいのが夜の時間帯のスマホとの付き合い方です。

本来の自律神経のバランスは、夜になると交感神経が下がっていき、副交感神経が上がって心身がリラックスし、眠りへと誘われていくのが理想的な形です。

ところが、入浴中や食後もSNSをチェックしたり、動画やゲーム、刺激的な映像などを見続けてしまうと、下がるはずの交感神経が高まりっぱなしになってしまいます。

情報の刺激を求めてスマホを見続けているあいだは、ディスプレイのブルーライトをずっと浴び続けています。いずれも、自律神経のバランスを崩してしまう原因になります。

当然、なかなか寝付けなくなり、深い眠りが得られなくなるため、眠りの質も下がります。

夜のスマホチェックはすべての面で自律神経を乱す役割しかない、と言い切ってもいいでしょう。

スマホを物理的に遠ざける

では、どうすれば夜の時間帯にスマホと上手に付き合えるようになるのでしょうか。

一番よいのは「入浴後は見ない」「22時以降は見ない」と自分ルールを決めてしまうことです。その時間が来たら通知音はオフにして、画面も下にして目に入らないようにしておくとよいでしょう。

しかし、現実にはこうした意思の力だけでスマホから離れるのは相当に困難です。なぜなら「LINEの返信だけしておこう」と手に取ったが最後、「ついでに動画でも見ようかな」「ちょっとだけゲームを」「ニュースもチェックしておこう」といったように、ほとんど無意識のうちに他のアプリに手が動いてしまうからです。

これを避ける方法としては、やはり物理的にスマホが手に届かない仕組みをつくるしかありません。具体的には、充電器を寝室に置かないこと。夜間の充電は、できれば別室で、最低でも寝ている状態では絶対に手が届かない場所でしましょう。

「でもスマホをいじらないと暇を持て余してしまって……」と感じた人は、夜の時間帯の自律神経がすでに乱れまくっている、という自覚を持ちましょう。

だからこそ、ここが自律神経を整えるチャンスにもなり得るのです。

読書をする、一日を振り返って簡単な日記を書く、軽いストレッチをする、ゆっくりと深い呼吸を意識しながら瞑想《めいそう》をするなど、静かな時間をつくることで、自律神経のバランスを穏やかに整えていきましょう。

「いいね！」が欲しくなるのは期待から

起きている間中ずっとスマホが気になってしまうのは、あなたがSNSで「いいね！」を期待してしまう気持ちも原因の一つかもしれません。

自分の投稿に「いいね！」の反応がつくと、私たちは承認欲求が満たされて嬉しくなります。「すごいね」とコメントしてもらえると「自分ってすごいんだ」と褒められた気持ちで満たされます。

すると、「もっと認められたい」「いい反応が欲しい」という期待が呼び水となって新たな投稿につながり、承認欲求を求める気持ちがエスカレートしていきます。

「いいね！」に過剰に執着して、このループから抜けられなくなるとどうなるのか。その先には決して大げさではなく、「自分の人生が生きられなくなる」という恐ろしいリスクが待ち受けています。

行動の動機が「自分がしたいから」ではなく「他者に認められたいから」「他者の期待に応えたいから」にすり変わってしまうと、自分の軸が失われ、本当は何をしたいのかがわからなくなってしまいます。

他人の評価に自分のすべてを預けるのではなく、自分で自分を褒めて、認めてあげましょう。あなたはすでに十分、頑張っているはずです。

木漏れ日を見て美しいと思えるか

毎日を忙しく生きている人は、なかなか自分が抱えているストレスを自覚できません。実際は心が限界まで追い詰められているのに、「まだ大丈夫」と思い込んで無理をしてしまいがちです。自分のストレスが今どれくらいかを測るために、もっとも簡単な方法をご紹介しましょう。

それは、日常の中で自然を「美しい」と感じられているか、です。

夕焼け、澄み切った青空、木々の木漏れ日、近所の道端に咲いている季節の花、鳥の鳴き声や風の音、季節によって変わる雲の形、神社に立ち込める清浄な空気……。

こうした自然の美しさや変化は、ふとしたときに五感で感じ取る本能的なものです。

しかし、人間関係や仕事、育児のストレスで頭が凝《こ》り固まってしまうと、美しさを感じ取る心の余裕がなくなってしまいます。

最近、自然の美しさを感じ取れる瞬間はありましたか？

もし「ない」というのであれば、意識して自然に触れる時間を増やしていきましょう。海や山へわざわざ遠出する必要はありません。花を一本買って部屋に飾り、色と香りに触れるだけでも感覚が刺激され、思考を手放して「感じる」瞬間が持てるはずです。

朝起きたら窓を開けて、新鮮な空気を肌で感じ取るのもいいでしょう。朝の空気の匂いから、季節の変化を感じ取ってください。

神社の清浄な空間に身を浸す

近所の神社にふらっと立ち寄ってみるのもおすすめです。

パワースポット云々《うんぬん》というスピリチュアルな話ではなく、神を奉《たてまつ》る聖域としてつくられた神社は、どこであっても清浄な空気が立ち込めています。

私は気持ちを清めたいときは、月に一度ほど時間をつくって神社に足を運び、その清らかな空間に身を置くようにしています。意識的にそうした時間を持つことで、頭の中の余計な思考が消え去り、心が静かに澄んでいくのを感じ取れるからです。

スマホの小さな画面をずっと見ているだけでは、こうした心が清浄になる効果は到底得られません。

五感で美を感じられる時間がわずかでも日常の中にあると、嫌なことがあってもあれこれ考え込まず、「もういいか」と手放せるようになります。他人からの評価にこだわる執着も薄れていくでしょう。ストレスを翌日に持ち越すことも減っていくはずです。

不安の95パーセントは起きないと知っておく

心理学の名門校として知られる米ペンシルベニア大学の研究によると、人間が抱えている心配事の79パーセントは実際には起こらない、という結果が出ています。「でも残りが21パーセントもあるじゃないですか？」と考えてしまいそうですが、そのうちの16パーセントの出来事は、事前の準備によって対応が可能だそうです。

つまり、その心配事や不安の95パーセントは実際には起こらず、現実化するのはたったの5パーセント程度なのです。

人間は自らの想像によって、体を支配されることがあります。不安にとらわれると、次から次へと新たな不安が浮かんでくるため、自律神経のバランスもどんどん崩れてしまいます。

だからこそ、「無駄な想像はしない」と決めておきましょう。

高所恐怖症の人が高いところが怖いのは、「ここから落ちてしまうかもしれない」という想像をはたらかせてしまうためです。実際には起きていないことの想像によって、脈拍が上がり、足がすくんでしまうのであれば、想像をストップすればいいのです。人間関係においても、相手が何をどう感じるか、あなたをどんな風に見ているかまでは、いくら考えて想像しても仕方ないことです。

ここから先はもう考えない、と自分の脳内で線を引く。そうすることによって、無駄なノイズが消え去り、心の冷静さを保てるようになるはずです。

第5章

「仕事」の中で整える

仕事がストレスを連れてくる

仕事とストレスは切っても切り離せない関係にあります。

「好き」を仕事にできた。憧れの会社に入社できた。今の仕事が天職だと思っている。そんな人であっても、ストレスと無縁ではいられません。何かを動かし、誰かと関わり続ける限り、必ずそこにはストレスが生まれます。

パワハラ気味の上司、やりたくない案件、注文が多いクライアント、いまだ昭和の社風を引きずる経営陣、業績不振による将来への不安など、ストレス要因を数え上げればきりがないでしょう。

仕事でのストレスとの付き合い方も、心身のコンディションを整えるためにはとても大事な要素です。

上司や組織の体質は変えられませんが、自分自身ならば変えられます。

本章では、思考のクセや視点、捉え方をほんの少しズラすことで、自律神経を整え、心を軽くしていく方法論についてお話ししていきましょう。

まずは仕事への期待を捨てる

「あの上司さえいなければ、もう少しやりやすいのに」

そんな風に考えてしまう時点で、あなたは「上司とは優しく有能であるべきだ」という無意識の期待、欲の上に立っています。

しかし、会社員として組織に属している限り、一緒に仕事する相手を選ぶことはできません。流れは向こうから来るものであって、その中には相性や価値観が合わない人も当然います。むしろ、相性がいい人と一緒に仕事ができる可能性のほうがずっと低いでしょう。

組織の中で仕事をしていくのであれば、そうした前提にまず立ちましょう。

そこを見誤って欲を出し、勝手に期待をしているのはあなた自身の心なのです。

誤解してほしくないのですが、「上司に非はない、あなた自身の自己責任だ」と言っているのではありません。

ストレスの原因を見誤っているせいで、「自分の心の中でストレスを生み出してしまっている」ことに気づいてほしいのです。

「こうであればよかった」「なぜこうしてくれないのか」と他人に期待をかけてモヤモヤしているうちは、自律神経は乱れる一方です。

他者への過度な期待はいったん捨て、「なるほど、この人はこうなのか。それならば次は自分としてはこう対応しよう」と考える方向に舵《かじ》を切りましょう。

期待を捨てるということは、減点ではなく加点方式で相手を見ることができるようになる、ということです。

何かあるたびに「そういうところに気が回らないからこの上司は嫌なんだよな」と減点するのではなく、「あ、こんなところもリカバーしてくれたのか」とゼロを起点に加点していく。自分の立ち位置をちょっと変えるだけでも、相手の見え方は変わってくるはずです。

不満やモヤモヤは書いて可視化する

ではどうすれば期待を手放し、ストレスをためない方向へと舵を切れるようになるのでしょう。

ストレスのループから抜け出すために有効な方法の一つは、「ストレスの原因を紙に書く」ことです。

上司のどんなところが不満なのか、会社に自分をどう評価してほしいのか、あの案件で大失敗してしまった原因はなぜだろう、どうしてキャパオーバーになってしまったのか……。モヤモヤ、不満、愚痴、怒り、反省点、なんでも構いません。とにかく思いつくままに、誰の目も気にせずに紙に書いてみましょう。

一通り書き出したあとは、あらためてその内容を振り返ってみてください。

どうでしょう？

自分の心にべったり張り付いていたネガティブな感情から、ほんの少しだけ距離が取れて冷静に眺められたのではないでしょうか。

ストレスを感じる出来事の渦中にいるときは、心に余裕がなくなり視野が狭くなっています。

しかし、少し時間を置いて同じ出来事を見てみると、「もしかしたらこうすればよかったのでは？」「次はこう対応してみよう」「ひとりで抱え込むのではなく早い段階で相談すべきだった」のようなポジティブな発想や解決策が自然と浮かんでくるはずです。

心の奥底に澱《おり》のようにたまったネガティブな感情を掘り起こし、文字としてアウトプットすることで、思考が整理されて捉え方も変化するのです。

もちろん、そこで思いついた解決策で必ずしも次はうまくいくとは限りませんが、「振り返り」のプロセスを体感するだけでも自律神経は十分に整えられていきます。

手元に紙がない人は、スマホのメモ機能などを活用してもよいでしょう。ただ、手を動かしてペンで書いた文字には自分の感情も反映されますから、できれば紙やノートに書き出すことをおすすめします。

失敗は反省ではなく検証する

「あんな発言、しなければよかった」
「こんな面倒な仕事、引き受けるんじゃなかった」
「どうしてこの会社に入ってしまったんだろう」

誰しもそんな風に過去に起きてしまったことを悔いて、落ち込むときはあるでしょう。

自分の未熟さや非を認め、反省することは人間として成長していく上でとても大事なことです。

しかし、いつまでも暗い部屋の隅でグチグチと自己否定するような「反省」は、時間の無駄でしかありません。

反省はポイントを押さえて必要最低限すればそれで十分。失敗や後悔を繰り返さないために本当に必要な作業は、反省よりも「検証」です。

なぜ、あのとき自分はそうしてしまったのか。ああ言わざるをえなかったのか。

その理由を自分なりにひもといて、丹念に検証していきましょう。

もしかしたら、他に選択肢がなかったのかもしれません。相手に嫌われるのが怖くて安請け合いしてしまったのかもしれません。事情があって心に余裕がなくなっていたのかもしれません。相手の言動があまりにもきつくて、つい反発してしまったのかもしれません。

そうした原因が可視化されれば、失敗の経験も糧《かて》になります。次からは同じ過ちを繰り返さなくて済むようになれるでしょう。過去は変えられませんが、未来に向けて心を備えることはできます。

バタバタ感は出すほど逆効果

大至急、対応しなければならないアクシデントが発生したとき。急ぎの案件が割り込まれたとき。気が急《せ》くあまり、バタバタ感を出していませんか?

仕事の場におけるバタバタ感は、どんなポジションの人であろうとも百害あって一利なしです。

「ごめん、悪いけどこれ急ぎでお願い!」

そんな風に慌ただしい口調、大きな声、雑な指示で、バタバタ感を前面に出して「お願い」をしているのであれば、その時点ですでにあなたは相手にパニックを伝染させ、相手の自律神経を乱してしまっているのです。

おそらく、こうした指示を出しているときのあなたの肩には、ぐっと力が入っているはずです。表情も硬くこわばり、指示も丁寧な内容とはほど遠くなっているでしょう。交感神経が優位になってしまっているため、視野が狭くなっている状態ともいえます。指示を出してお願いした相手はもちろん、チーム全体にもその焦りが伝わってしまい、大勢の人の交感神経と副交感神経のバランスを乱しているといっても過言ではありません。

突発的なトラブル対応や、急ぎの案件が発生したときほど、ゆっくりと丁寧な言い方でお願いをすることを心がけましょう。

「ごめん、本当に心苦しいのだけど、あと2時間ほどでこの案件を上げてもらうことは、可能ですか？　難しかったらサポートを考えるので、ひとまず手をつけてもらっていいですか？」

そんな風に具体的に、ゆっくりとした口調で伝えると、相手はすんなりと理解してすぐに取り掛かってくれます。

結果的に、指示をした自分も、指示をされた相手も、そして周囲の人たちも自律神経のバランスが乱されることなく済みます。

本番前の緊張は時計で和らげる

「ここは勝負どころだ」という仕事の大事な場面には、常に緊張がつきものです。

しかし、緊張のあまり肩に力が入って空回りや失敗を連発してしまった、という苦い経験を持つ人もいるのではないでしょうか。

緊張はこれから起きる出来事に向けて、体が準備をしている状態です。多少の緊張感は気を引き締めてよい効果をもたらしてくれるのですが、過度に緊張してパフォーマンスが落ちるのは望ましくありません。

そんなときに誰でもすぐ実践できる対処法があります。

それは、本番が始まる前の場所で壁掛け時計を探すことです。

時計を探し、見つかったら、その形を覚え、頭の中でメーカー名をつぶやいてみましょう。たったそれだけのワンアクションで、交感神経が静まり、張り詰めていた緊張の糸がわずかにゆるむ実感があるはずです。

壁掛け時計というのはあくまで一つの例であって、会場を見回したときに目に入るものであれば絵画でも観葉植物でも何でも構いません。

重要なのは、あえて別のタスクを自分に課すこと。「壁の時計を探して、見る」という作業をすることで、集中力を他のことに向け、過度に高まっていた交感神経を抑えて冷静さを取り戻せるはずです。

初対面の相手との商談や会議、プレゼン、面接の直前などに、自分が「緊張しすぎているな」と感じたらぜひ試してみてください。

意識的に一瞬気をそらす、というテクニックはプライベートのさまざまな場面でも活用できるはずです。

怒らないと決める有用性

喜怒哀楽の中でもっとも強度があり、衝動性がある「怒り」をどうコントロールするか。これもまた、自律神経を整えていく上では重要なことです。

怒りの感情が自律神経のバランスを著しく崩し、コンディションを悪化させることはすでに述べたとおりです。

それでも怒りは瞬間的に湧き起こる感情ですから、理性でコントロールすることはなかなか難しい。頭ではわかっていても、感情が追いつかないのです。

だからこそ、前もって「怒りの自分ルール」を決めておきましょう。

もしも自分が怒りを感じそうになったら、最優先ですべきことは「とにかく黙る」ことです。口を開かず、言葉を発せず、ただ静かに、深くゆっくりと呼吸をしてください。湧き上がった怒りを、静かに外に出すイメージで息を吐くとよいでしょう。

このワンクッションを挟むことで、自律神経の乱れを食い止めることは十分に可能です。

そして、もう一つ、もっとシンプルな方法があります。

それは第2章でも紹介した、「怒らないと決める」ことです。

怒るという感情は、自分の考えや価値観を他人に強要することでもあります。つまり、自分とはまったく違う人間である他人に、「なぜ自分と同じようにしないのか」と過度な期待をかけている状態に他なりません。

怒る人は、期待をしすぎている。こう理解すると、「怒り」という感情への向き合い方も変わってくるのではないでしょうか。

これは仕事だけではなくプライベートでも同じです。

もしも次に怒りを抑えきれずにカッとなってしまっても、「ああ、自分は相手に期待をかけすぎていたのだ。この怒りは自分の問題だ」と認識できるようになるはずです。

あなたの中に生まれたその気づきは、きっと次の行動の改善につながっていくでしょう。

怒らないと決める。

このことを自分との約束として心に留めておきましょう。

しこりを残さない叱責テクニック

とはいえ、後輩や部下を持つ立場ともなれば、ミスを指摘して反省を促さなければいけない場面も必ず出てきます。そんなときは次の三つのポイントを心がけてください。

一つは、注意や叱責は1対1の場で行なうことです。人前で叱責をされることによる羞恥心や悔しさ、プライドを傷つけられた屈辱感は、失敗それ自体よりもずっと尾を引きます。ストレスやネガティブな感情が倍に膨れ上がるため、叱られた側の自律神経も大いに乱されるでしょう。

二つ目は、要点を簡潔に伝えることです。「普通はそんなことしないでしょう」とネチネチと責め立てるのは逆効果です。注意と反省を促したいポイントをあらかじめ自分の中で整理してから、要点のみを簡潔にさらりと伝えましょう。

三つ目は、その日のうちに伝えることです。「先月の件だけど」と時間差で責められると、失敗をした側はせっかく治りかけていたかさぶたが剝《は》がされるような不快感を感じてしまいます。叱責の言葉はためこまず、できればその日のうちに時間を空けずに伝えましょう。

パワーハラスメントの加害者も、多くの場合は「そんなつもりではなかった」と主張します。だからこそ、上に立つ人間は慎重、かつ丁寧なコミュニケーションを心がけなければなりません。上司と部下のあいだには力の勾配《こうばい》があるという前提に立ち、相手の自律神経を乱さない伝え方や叱責の仕方を模索していきましょう。

積極的に褒める

謙遜《けんそん》は美徳という文化が根付いている日本人は、褒めることも褒められることも苦手な傾向があります。誰かを「すごいな」と思っても口には出さずに胸に秘めてしまったり、褒められても素直に受け取れずに「いやいや自分なんて」と反射的に否定してしまったり……。そんな褒め下手と褒められ下手が集まっているのが日本社会です。

だからこそ、「褒める」は有効なコミュニケーションの一手になります。

怒りはぐっと堪《こら》えるほうが賢明ですが、褒め言葉は遠慮せずにどんどん言葉にして相手に伝えていきましょう。

人は褒められると、ふわっと肩の力が抜けて相手の言葉が素直に受け入れられるようになります。副交感神経のはたらきが高まり、血流もよくなるため、理性的に頭が動くようになり、パフォーマンスも格段に上がります。

怒りは相手の緊張感を高めてしまいますが、褒めることは相手をゆるめて素直にさせる作用があるのです。

叱責すべき場面であっても、まずは何か一つでもよい点を見つけて、褒めてください。本当に伝えたい内容や反省してほしい事柄は、そのあとに簡潔な言葉で伝えましょう。

「褒める」ことは、相手をよく観察しているからこそできることです。

褒め言葉は、「あなたの頑張りをちゃんと見ていますよ」というメッセージとしても機能するのです。

人はいくつになっても褒められると嬉しく感じるものです。

身近な人の自律神経を整えるために、そしてもちろん自分自身の自律神経のバランスを保つためにも、普段から「褒めること」を意識しましょう。

テキストは簡潔に

リモートワークが普及したことによって、仕事のやり取りをテキストだけで行なう機会が激増しました。メールはもちろんのこと、スラック、チャットワークなど、文字情報だけがシンプルに行き交《か》うツールを使う機会が増えたビジネスパーソンは多いでしょう。

今後もこのムーブメントは当面続くものと思われます。長いスパンで見てもツールのバリエーションが増えることはあっても、なくなることはないでしょう。

ただし、テキストだけのやり取りは微妙なニュアンスが伝わりづらいため、コミュニケーションにおける誤解を生みやすいというリスクがあります。実際に会って話せばすぐに解ける誤解も、テキストのやり取りだけだといつまでも微妙なしこりが残ることがあります。

そうした事態を防ぐために、重要なのは「簡潔」「丁寧」「絵文字」の3つのポイントだと私は考えています。

簡潔、丁寧はいうまでもないでしょう。メールやテキストを読んでもらうことは、相手の時間を奪うことです。無駄な言い回しは省《はぶ》いて、なるべく端的に内容を記すようにするとよいでしょう。

ただ、それだけだと「もしかして怒っている？」という印象を与えてしまいがちですので、絵文字をほどよく織り交ぜることをおすすめします。

とくに年輩の男性ほど、ちょっとした絵文字使いで部下や後輩に与える印象を和《やわ》らげることができます。

仕事はチーム戦と心得る

組織に属している会社員にとって、多くの場合、仕事はチーム戦です。優秀で誰からも期待されているスター社員が入ってくれれば頼もしいのは確かですが、その一人だけで会社が回るわけではありません。

スター社員が目立つ成果をあげるほどに、陰では嫉妬ややっかみの声があがるかもしれません。その活躍を見てコンプレックスを感じる人、諦めてやる気をなくしてしまう人もいるでしょう。そんなネガティブな感情がウイルスのようにチーム内に蔓延《まんえん》してしまえば、互いに自律神経を乱し、乱されるような殺伐《さつばつ》とした空気が漂うかもしれません。

それを防ぐためにも、リーダーや上に立つ人間は「怒らない」と「褒める」をチームの全員に対して徹底させましょう。

「あいつは打たれ強いからこれくらい怒っても平気だろう」

「あの人は入ってまだ日が浅いから強く出ないほうがいいな」

そんな風に、相手に応じて態度を変えるのではなく、誰に対しても等しく怒らずに、誰に対してもまんべんなく褒める。そんなフェアでフラットな姿勢を常に心がけてください。

そうすることによって、チーム全体のメンタルが安定し、それぞれがベストなパフォーマンスを発揮できるようになります。

嫌な仕事は最優先で手をつける

会話の口火は先に切らないほうが得策、と第4章ではお伝えしました。

しかし、仕事においては逆に先手必勝のケースもあります。それが嫌な仕事への取り組み方です。苦手な仕事、面倒な案件などに関していえば、先手必勝がもっともコストパフォーマンスがいい行動です。

そもそも、嫌な仕事はいくら先延ばしにしても「好きな仕事」には絶対になりません。後ろに延ばせば延ばすほど、「ああ、あれが残っている。嫌だな」というネガティブな感情がどんどん増幅していきます。その結果、気持ちが焦って自律神経のバランスも乱れてしまうため、集中力が不足してパフォーマンスも低下しやすくなってしまうのです。

嫌な仕事ほど、一日の段取りの中で率先して手をつけましょう。一気に片付けようとするからストレスがたまり、ペースも崩れるのです。毎日少しずつでもいいから、まずは手をつけておく。そうすることで余裕が持てるようになり、「こう工夫すればいいかも」と改善策やアイデアも自然に浮かぶようになります。

これは仕事に限らず、プライベートでもまったく同じです。苦手な事務処理、億劫《おっくう》な雑務などは、さっさと手をつけて、手放してしまいましょう。

貧乏ゆすりでストレスを逃す

貧乏ゆすりと聞くとどんなイメージが浮かびますか？

おそらく多くの人は「落ち着きがない」「みっともない」などいい印象を持ってい

ないのではないでしょうか。

しかし、イチロー選手が「貧乏ゆすり」のような動作をメディアの前で意識的にしていたと聞けば、イメージが変わるのではないでしょうか。

自律神経のバランスを整えるという観点から見ると、「貧乏ゆすり」にはポジティブなパワーが秘められています。

そもそも足を小刻みに動かすことを「貧乏ゆすり」と呼びますが、貧乏ゆすりが起きるのはたいてい緊張やイライラ、プレッシャーを感じている場面です。緊張状態で交感神経が刺激され、心拍数が増加した結果、心臓から遠く血流が活発な足の末端が小刻みに動いてしまう。この現象が「貧乏ゆすり」の正体です。緊張を逸らそうとして体が行なっている無意識のアクションともいえるでしょう。

足を小刻みに動かすリズミカルな刺激によって副交感神経が活発になり、脳がリラックスして緊張やストレスを逃すことができます。貧乏ゆすりにはこんなメリットもあるのです。

とはいえ、知らない人から見ればたんにみっともない動作と思われてしまうかもしれませんので、同じような効果を期待できる「タッピング」を試してみるといいでしょう。

タッピングとは指先で軽く体の一部やデスクなどをリズミカルに叩くアクションです。薬指と中指の2本で「トントントン、トントントン」とこめかみのあたりや手首の外側、デスクの上などをゆっくりと叩いてみてください。

ゆっくりと深い呼吸のスピードに合わせるように、心と体のバランスを取る気持ちで、優しくリズミカルに叩くのがポイントです。

落ち込んだら階段へ向かう

上司に理不尽に怒られた。取引先からクレームが入った。後輩が自分より成果を出している。そんな理由から職場で落ち込むことがあったときは、まっすぐ自分の席に戻るのではなく、まずは階段へ向かいましょう。

落ち込んだ気持ちはそのままに、ゆっくりと階段を1〜2階分ほど上って下りてみてください。悲しみや自己嫌悪などのネガティブな感情に脳を支配されると、交感神経が過剰なままになって、呼吸が浅く速くなります。血流も悪くなるため、緊張状態からいつまで経っても抜け出せません。

こんなときこそ、まずは体を動かしましょう。

階段をゆっくりと上り下りする軽い運動を行なうことで、次第に副交感神経が高まり、血流が回復していきます。すると自律神経のバランスも自然によくなっていきます。怒りをコントロールしたいときもこの方法は有効です。

階段がないオフィスであれば、外に出て会社のまわりを一周してみましょう。在宅勤務であれば、一番近いコンビニまで歩いて行くなどでも構いません。

まずは体を動かして自律神経の状態を整えます。そうすることで、心の回復力もおのずと引き上げられます。

デスクでできるお手軽ストレッチ

デスクワークなどで長い時間、同じ姿勢を続けると、どうしても筋肉がこわばり、呼吸も浅く速くなります。体全体の血流も落ちやすくなるため、1時間に1回は呼吸やストレッチでリフレッシュする時間をつくりましょう。
ここでは椅子に座ったままできる二つのストレッチをご紹介しましょう。

★座ったままできる肩こり解消ストレッチ

①背筋を伸ばして椅子に座る
②肘《ひじ》を伸ばして両手を前に出して、手首をクロスさせる
③その体勢のまま首をゆっくり回しながら口から6秒息を吐き、鼻で3秒息を吸う
④首を逆に回しながら、再び6秒息を吐き、3秒息を吸う

首を回しながらゆっくり呼吸をすることで、こわばっていた肩まわりの筋肉がほぐれていきます。背筋と両腕をまっすぐ伸ばし、ゆっくり首を回すのがポイント。胸《きょう》郭《かく》が広げられるため、普段から呼吸が浅く速くなりがちな猫背の人にはとくに効果があります。余裕があれば5回ずつ、首回しを行ないましょう。

★集中力アップの呼吸術

①背筋を伸ばして椅子に座る
②両手で目元をそっと覆い、目を閉じる
③口から6秒かけて息を吐き、鼻から3秒かけて息を吸う

交感神経を刺激する光をシャットアウトすることで、いつもよりじっくりと深い呼吸ができるようになります。血管を広げる副交感神経のはたらきが高まるため、自律神経のバランスが整って血流もよくなるはずです。１セット10回を目安に行ないましょう。

仕事の先行きが見えずに心がザワザワしているとき、トラブルが発生して途方に暮れたとき、パニックに陥りそうなときにぜひ試してみてください。集中力が引き出されて、やるべきこと、やらなくていいことがクリアに見えてくるはずです。

下半身を鍛える楽々スクワット

在宅勤務が増えると、職場にいるときよりもさらに姿勢が崩れてしまうため、呼吸が浅く速くなりがちです。また、通勤の必要がなくなるため、ストレスは減りますが、日常的に歩く距離が減り、下半身の筋肉が落ちてしまいます。

そんなときは下半身の筋肉を集中的に鍛えられるスクワットがおすすめです。運動不足で太ももやふくらはぎの筋力が衰えると、下半身の血液を心臓へと押し戻すポンプの力も弱ってしまうため、全身の血流が滞ってしまいます。ゆっくりと呼吸をしながら、下半身に適度な負荷をかけて自律神経を整えましょう。

★らくらくスクワットの基本

①両足は肩幅に開く。手は頭の後ろで組む。背筋はまっすぐに
②ゆっくりと口から息を吐きながら、膝を曲げて腰を下ろしていく
③鼻から息を吸いながら、ゆっくりと膝を伸ばして元の姿勢に戻す

腰を沈めていくときは、「今、太ももに負荷がかかっているな」と感じるところまででオッケー。きついのを我慢して無理に深く腰を沈める必要はありません。ゆったりとした呼吸に合わせて、膝を柔らかく曲げ伸ばしして、丁寧に動作を行なうことのほうが大事です。鼻から吸い、口から吐く基本の呼吸に合わせて行なっていきましょう。

最初のうちは1セット20回もできたら十分です。だんだんと余裕ができてきたら、朝と昼に1セットずつできるようになるとよいでしょう。

私たちの体と心は、自律神経によって常に連携しています。

心のコンディションを整えたいときは、自分の意思で立て直そうと努力するよりも、適切に体を動かすほうがずっと近道です。日常生活に、ぜひこれらの習慣を取り入れてみてください。

遅刻と失敗はスパッと潔く謝る

勘違いや見積もりの甘さ、チェック不足、寝坊による遅刻など、明らかに自分に非がある失敗をしたときは、余計な言い訳はせずにスパッと潔く謝るのが得策です。

「やろうとは思っていたんですけど、○○さんの別の案件でトラブルが発生しまして、そちらに手間が取られてしまって……」など周囲を巻き込んだ言い訳をダラダラと述べ立てても、あなたの信頼度が下がるだけです。

自分に明らかに落ち度があるという場面では、潔くそれを認めてしまいましょう。

「自分の怠慢による確認不足でした。申し訳ありません」

余計な言い訳をせず、こんな風に潔く反省と謝罪の言葉を口に出して認めてしまえば、そこが着地点になります。たいていの人は、自分の非を認めている人のことを、それ以上責めようとしないものです。

むしろ、自分の落ち度を取り繕《つくろ》うためにちょっとした嘘を混ぜたり、責任を薄めようと周囲を巻き込んだりしてしまうと、罪悪感からストレス値が上昇し、自律神経のバランスはいっそう乱れてしまいます。その後のパフォーマンスも低下し、周囲からの信頼も失われるでしょう。非を認めて潔く謝る姿勢を見せておいたほうが、長い目で見たときには得策です。

「この仕事に向いてない」と思ったら自分会議

社会に出て働いている人であれば、誰もが一度はそんな風に考えて落ち込んだ経験があるのではないでしょうか。

自己嫌悪に陥ってしまう原因は、おもに二つ考えられます。

一つは、仕事でミスをしたとき。

もう一つは、優秀な人と自分を比べて劣等感を抱いてしまうときです。

「あの人は私と同じ年齢であれだけの成果を出したのに、それに比べて自分は……」

「後輩は上司から高く評価されているのに、自分はまったく期待されていない」

こうした自己嫌悪地獄にハマったときは、ゆっくりと深い呼吸を繰り返しながら、脳内で自分会議を開催することをおすすめします。

「どうして私は仕事ができないんだろう」
「いや、仕事ができないって具体的に何を苦手だと感じているのかな」
「○○は苦手だけど、××はやっていてストレスじゃないし楽しい」
「じゃあ強みを活かせるやり方が何かないかな」
「試しに転職エージェントに登録してみようかな」
「よく考えたら上司に評価されるために仕事をしているわけじゃない」
「今は自分の持ち場でやれることをやろう」
「とりあえず今日は落ち込んでるからおいしいものを食べよう」

こんな風に脳内で何人もの「自分」に自由に意見を述べさせて、どんどん議論を広げていきましょう。

自分との対話を重ねることで視点が増え、視界が広がり、徐々に冷静さが取り戻せるようになるはずです。

このとき、気をつけるポイントが一つあります。

それは全員でネガティブな方向へと突き進まないこと。

ネガティブ発言にさらにネガティブな発言を重ねてしまうと、自己嫌悪地獄へとまっしぐらです。それを避けるためには、前の人の発言の逆を行く、もしくは別の視点からの発言をするようにしましょう。その一点を意識するだけで、どんどん思考が広がっていくはずです。

反省よりも検証が重要なのと同じで、「なぜ自分はこう感じているのか」「不安や悲しみの向こう側には何があるのか」を脳内で検証してください。

午前と午後を賢く使い分ける

リモートワークの増加や働き方の多様化が進んだことによって、自分のペースや裁量で仕事を進められる人が増えています。職種にもよりますが、在宅や自分の裁量で進められる範囲が増えたぶん、つい区切りをつけずにダラダラと続けて休日を潰してしまっている人も多いようです。

仕事の効率を上げたいのであれば、自律神経の本来のリズムを上手に利用しましょう。

健康な人であれば、日中は交感神経が、夕方から夜になると副交感神経が優位になっていくのが自律神経の自然なバランスです。

つまり、仕事にもっとも集中できるコンディションが整っているのは、午前の時間帯ということです。

このゴールデンタイムともいえる午前中をメールチェックや事務的な処理に費やしてしまうのは、あまりにもったいない話です。深い思考が求められる作業や企画の考案、創造的な作業などは、ぜひ午前の時間帯に真っ先に手をつけましょう。

逆に、昼食後の2時間はほとんど仕事がはかどらない時間帯だと割り切ってください。

体内では自律神経も消化管も、さっき食べたものを消化・吸収するために一生懸命ですから、頭がはたらかないのは当たり前のことです。この時間帯は頭をさほど使わずとも進められるタスク、メールチェックや雑務などにあてしまうといいでしょう。

ただ、この時間帯であっても人と話しているうちに自律神経の活動スイッチが入ってきますから、打ち合わせやオンラインミーティングのように誰かと話す時間にあてるのもおすすめです。

「教えて欲しい」が言える人は強い

「ＳＮＳとかデジタルの世界はよくわからないから任せるよ」と若い人に丸投げにしてしまう。あなたの周囲にもそんな中高年はいませんか？　大企業の経営陣でもそんな人は珍しくありません。年齢を重ねるほどに、新しいテクノロジーに疎《うと》くなってしまうのは仕方がないことかもしれません。また、若い世代だからこそわかる肌感覚のようなものもあるでしょう。

けれども、「もう年だから仕方ない」という理由で新しいことを学ぶのを完全に拒絶してしまうのもまた、ある種の甘えではないでしょうか。「若い世代がやってくれて当然でしょう」という期待に寄りかかり、甘えているのかもしれません。

しかし、高齢者でもスマホを上手に使いこなし、ＳＮＳで積極的に発信している人はたくさんいます。「こんなこともわからないのか、と思われて恥をかきたくない」という本心を、年齢を理由にしてごまかしているのならば、じつにもったいない話です。他人の評価を優先しているせいで、自分の行動を制限してしまっているのです。

新しいテクノロジーや未経験のジャンルに出合ったとき、ほんの少しでも興味が湧いたのであれば、自分より年下の相手であっても謙虚に「教えてもらえますか」とお願いしてみましょう。自分より年輩の先生ばかりを求めていては、いつか先生がいなくなってしまいます。

成長に終わりはありません。

プライドや見栄《みえ》、他人の評価よりも、自分の好奇心を大切にするほうが、心身の健やかさを保つことにつながります。

今の時間を過去で埋めない

中高年が集まると、どうしても未来のことよりも過去の思い出話に花が咲いてしまう傾向があります。

一緒に過ごした楽しい時間を分かち合うことは、絆《きずな》や友情を深めていく上では大切なことでしょう。自分が成し遂げてきたこと、たどってきた道のりを振り返り、感慨深く味わうことによって、陶酔感のような気持ちよさも得られるでしょう。

しかし、あまりに過去の記憶ばかりにとらわれて時間を過ごしてしまうと、未来を見る力も気力も失われてしまいます。

「もう○歳だから今さら自分は変えられない」

「自分の人生のピークはもう過ぎた」

「ここからは老いていくだけだから未来に希望なんかない」

そんな風に思い込んで、心を萎《しぼ》ませてしまっていませんか？

私も50代の頃は、そんな心持ちになった時期がありました。

しかし60歳になったとき、「常に変わっていける自分でありたい」という決意が芽生えたのです。コロナ禍で世界が大きく変わったことも関係しているかもしれません。

「定年まであと何年」とカウントダウンしていくのではなく、定年のその先の人生をどう生きるかを考えていこう。

今日このときの自分が「一番若い」自分であり、これからだって新しいことを始められるはずだ。

そんな風に気持ちが未来を向くようになったのです。


過去を手放せば、この先10年の質が上がる

脳のリソースは有限です。

それならば戻らない過去のことを振り返って時間を過ごすのではなく、未来を思い描くことにリソースを割きましょう。

他人に期待するのではなく、自分を変えていくことに力を注ぎましょう。

過去の後悔や他人への期待は手放して、「10年後の自分は何をやっているのだろう」と目線を未来と自分軸に向けていく。

そういった未来志向を身につけられる人とそうでない人とでは、この先10年の人生の質はまったく違うものになるはずです。

人生のゴールはすべて通過点でしかない

そして、それが実行できるかどうかは、心と体のコンディションにかかっています。

自律神経のバランスがうまく取れるようになり、健やかなコンディションを保つことができれば、それが自分という人間の盤石《ばんじゃく》な土台となってくれるため、思考も行動もどんどんポジティブになっていきます。

人はいくつになっても変化できるし、成長していけます。

世間が一方的に決めた定年というゴールに一律にとらわれる必要はありません。

私の周囲の同世代の人々を見渡しても、定年＝ゴールと捉えている人は今やほとんどいません。

定年はゴールではなく、通過点である。

その少し先にはすでに自分なりの別のスタートを設定し、そこに向かって計画も立てている。

いくつになっても元気に活躍している人ほど、そんな風に未来を見据えて前を向いています。

むしろ、そうした意識を自律的に持ち続けなければ、100年も続くかもしれない人生を真の意味で生きることはできないでしょう。

他人や世間の評価に依存することをやめて、自分の軸を今からでもつくりあげましょう。

変化を恐れず、自分を変えていく。

その積み重ねによって、人生は必ず豊かに開かれていくはずです。

切りとり線

★読者のみなさまにお願い

この本をお読みになって、どんな感想をお持ちでしょうか。祥伝社のホームページから書評をお送りいただけたら、ありがたく存じます。今後の企画の参考にさせていただきます。また、次ページの原稿用紙を切り取り、左記まで郵送していただいても結構です。

お寄せいただいた書評は、ご了解のうえ新聞・雑誌などを通じて紹介させていただくこともあります。採用の場合は、特製図書カードを差しあげます。

なお、ご記入いただいたお名前、ご住所、ご連絡先等は、書評紹介の事前了解、謝礼のお届け以外の目的で利用することはありません。また、それらの情報を6カ月を越えて保管することもありません。

〒101-8701（お手紙は郵便番号だけで届きます）
祥伝社　新書編集部
電話03（3265）2310
祥伝社ブックレビュー　www.shodensha.co.jp/bookreview

★本書の購買動機（媒体名、あるいは○をつけてください）

＿＿＿＿新聞の広告を見て	＿＿＿＿誌の広告を見て	＿＿＿＿の書評を見て	＿＿＿＿の Web を見て	書店で見かけて	知人のすすめで

★100字書評……気がついたら自律神経が整う「期待しない」健康法

名前

住所

年齢

職業

小林弘幸　こばやし・ひろゆき

順天堂大学医学部教授。日本スポーツ協会公認スポーツドクター。1960年、埼玉県生まれ。87年、順天堂大学医学部卒業。92年、同大学大学院医学研究科修了。ロンドン大学付属英国王立小児病院外科、トリニティ大学付属医学研究センター、アイルランド国立小児病院外科での勤務を経て、順天堂大学小児外科講師・助教授を歴任。自律神経研究の第一人者として、数多くのプロスポーツ選手、アーティスト、文化人へのコンディショニング、パフォーマンス向上指導に関わる。『整える習慣』（日経BP）、『結局、自律神経がすべて解決してくれる』（アスコム）ほか、著書多数。

気《き》がついたら自律神経《じりつしんけい》が整《ととの》う
「期待《きたい》しない」健康法《けんこうほう》

小林弘幸《こばやしひろゆき》

2022年 4 月10日　初版第 1 刷発行

発行者……………辻 浩明
発行所……………祥伝社《しょうでんしゃ》
〒101-8701　東京都千代田区神田神保町3-3
電話　03(3265)2081(販売部)
電話　03(3265)2310(編集部)
電話　03(3265)3622(業務部)
ホームページ　www.shodensha.co.jp

装丁者……………盛川和洋
印刷所……………萩原印刷
製本所……………ナショナル製本

Printed in Japan　ISBN978-4-396-11654-5　C0295

〈祥伝社新書〉
医学・健康の最新情報

348
臓器の時間
進み方が寿命を決める
臓器は考える、記憶する、つながる……最先端医学はここまで進んでいる!
慶應義塾大学医学部教授
伊藤 裕

572
「超・長寿」の秘密
110歳まで生きるには何が必要か
長寿のカギは遺伝子にある。「遺伝子が使われる」生活とは?
伊藤 裕

651
いい肥満、悪い肥満
生物が生き延びるための大発明である肥満。最新知見を交えて解説
伊藤 裕

438
腸を鍛える
腸内細菌と腸内フローラ
腸内細菌と腸内フローラが人体に及ぼすしくみを解説、その実践法を紹介する
東京大学名誉教授
光岡知足

319
本当は怖い「糖質制限」
糖尿病治療の権威が警告! それでも、あなたは実行しますか?
医師
岡本 卓

〈祥伝社新書〉
「能力」を磨く

306
リーダーシップ3.0 カリスマから支援者へ
中央集権型の1.0、変革型の2.0を経て、現在求められているのは支援型の3.0である
慶應義塾大学SFC研究所 **小杉俊哉**

400
最強のコミュニケーション ツッコミ術
「会話の上手下手の分かれ目は、ここにあった！」齋藤孝氏推薦！
放送作家・漫才作家 **村瀬 健**

409
ビジネススクールでは教えてくれないドラッカー
アメリカ式経営では「正しく」失敗する。今の日本に必要なのはドラッカーだ！
慶應義塾大学教授 **菊澤研《けん》宗《しゅう》**

531
禁断の説得術 応酬話法 「ノー」と言わせないテクニック
トップセールスマン、AVの帝王、借金50億円の完済、すべてこの話法のおかげです
AV監督 **村西とおる**

557
自分マーケティング 一点突破で「その他大勢」から抜け出す
1％の天才を除く99％の凡人が生き残るための戦略を、豊富な事例と共に披露
コピーライター **川上徹也**

〈祥伝社新書〉
経済を知る

111
超訳『資本論』
貧困も、バブルも、恐慌も——マルクスは『資本論』の中に書いていた！
神奈川大学教授 **的場昭弘**

153
超訳『資本論』第2巻 拡大再生産のメカニズム
形を変え、回転しながら、利潤を生みながら、増え続ける資本の正体に迫る
的場昭弘

154
超訳『資本論』第3巻 完結編 「資本主義」は、なぜ人々を不幸にするのか？
利子、信用、証券、恐慌、地代……資本主義の魔術をマルクスはどう解いたか
的場昭弘

343
なぜ、バブルは繰《く》り返されるか？
バブル形成と崩壊のメカニズムを経済予測の専門家がわかりやすく解説
久留米大学教授 **塚崎公義**

498
総合商社 その「強さ」と、日本企業の「次」を探る
なぜ日本にだけ存在し、生き残ることができたのか。最強のビジネスモデルを解説
専修大学教授 **田中隆之**

〈祥伝社新書〉
経済を知る

478
新富裕層の研究　日本経済を変える新たな仕組み
新富裕層はどのようにして生まれ、富《とみ》のルールはどう変わったのか
経済評論家
加谷珪一

394
ロボット革命　なぜグーグルとアマゾンが投資するのか
人間の仕事はロボットに奪われるのか。現場から見える未来の姿
大阪工業大学教授
本田幸夫

503
仮想通貨で銀行が消える日
送金手数料が不要になる？　通貨政策が効《き》かない？　社会の仕組みが激変する！
信州大学教授
真壁昭夫

625
カルトブランディング　顧客を熱狂させる技法
グローバル企業が取り入れる新しいブランディング手法を徹底解説
マーケティング
コンサルタント
田中森士

636
世界を変える5つのテクノロジー　SDGs、ESGの最前線
2030年を生き抜く企業のサステナブル戦略を徹底解説
京都大学大学院
特任准教授
山本康正